U0237917

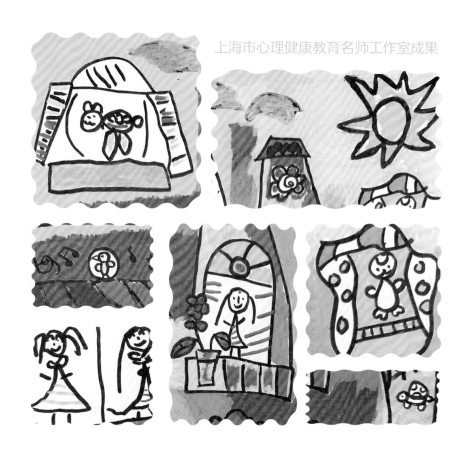

上海市心理健康教育名师工作室成果

自发与创造

中小学表达性艺术辅导理论与操作手册

沈之菲 等　　著

华东师范大学出版社
·上海·

图书在版编目（CIP）数据

自发与创造:中小学表达性艺术辅导理论与操作手册/沈之菲等著.—上海:华东师范大学出版社,2023
ISBN 978-7-5760-3888-0

Ⅰ.①自… Ⅱ.①沈… Ⅲ.①艺术-应用-中小学生-精神疗法-手册 Ⅳ.①R749.055

中国国家版本馆 CIP 数据核字(2023)第 101890 号

自发与创造：中小学表达性艺术辅导理论与操作手册

著　者　沈之菲 等
封面绘画　王睿予(5岁)
项目编辑　彭呈军
特约审读　李扬洁
责任校对　王丽平
装帧设计　郝　钰

出版发行　华东师范大学出版社
社　　址　上海市中山北路 3663 号　邮编 200062
网　　址　www.ecnupress.com.cn
电　　话　021-60821666　行政传真 021-62572105
客服电话　021-62865537　门市(邮购)电话 021-62869887
地　　址　上海市中山北路 3663 号华东师范大学校内先锋路口
网　　店　http://hdsdcbs.tmall.com

印 刷 者　上海邦达彩色包装印务有限公司
开　　本　787 毫米×1092 毫米　1/16
印　　张　17.25
字　　数　263 千字
版　　次　2023 年 10 月第 1 版
印　　次　2023 年 12 月第 2 次
书　　号　ISBN 978-7-5760-3888-0
定　　价　98.00 元

出 版 人　王　焰

本书撰写组

组　长　沈之菲

组　员（按姓氏拼音排序）

龚雨佳　郭永芬　李　攀　黎志辉
刘丽秋　钱婷婷　钱月兰　秦　青
谭海燕　王　萱　王一萍　谢怀萍
杨红梅　叶　峻　袁燕敏　张　珏
张晓燕　朱　炜

前言：我们一起快乐前行

2019 年到 2021 年，我作为带领者，主持了本书作者们参与的上海学校心理健康教育名师工作室。工作室成员都是非常优秀的心理教研员和骨干教师：闵行区教育学院李攀、徐汇区高安路第一小学黎志辉、徐汇区教育学院附属中学郭永芬、奉贤区教育学院龚雨佳、建平实验中学刘丽秋、卢湾高级中学秦青、宝山区教育学院钱婷婷、嘉定区教育学院谭海燕、金山区教育学院王萱、奉贤区教育学院谢怀萍、静安区教育学院杨红梅、奉贤区尚同中学叶峻、宝山罗店中学袁燕敏、曙光中学张珏、奉贤区华亭学校王一萍、杨浦区教育学院朱炜、奉贤区肖塘小学张晓燕等老师。

工作室落户于上海市奉贤区教育学院，得到奉贤区教育局、教育学院，尤其是时任奉贤区心理中心负责人张珏，心理教研员谢怀萍、龚雨佳、钱月兰老师的大力支持与帮助。

工作室聚焦于表达性艺术辅导在中小学中的应用，推动导师和优秀教师间团体互动，共同促进和成长。工作室是一个志趣相投、志同道合的心理工作者团体，我们共同对表达性艺术进行体悟和实践。三年里工作室的每一次探讨、每一次活动、每一次体验、每一次分享，都是津津有味、生机盎然、感悟多多，也因此有了这本书的共同撰写。

1. 我们的队伍

在撰写这本书的时候，我们立足于全体工作室人员的参与，理论和实践探讨中我们一起参与，但在撰写中，我们分成了五个小组：绘画艺术组、制作游戏组、卡牌辅导组、心理剧组和沙盘格盘组，这样每个组可以更加聚焦，进行更深入的专题探索。因为我们每个工作室成员都参与了这个撰写过程，所以我们想把这本书作为工作室成员共同的回忆与纪念。

2. 我们的过程

本书不是一本资料汇编的书，而是我们工作室老师边设计、边实践、边思考、边改进的具有原创性的书，与其说这本书是写出来的，不如说是我们做出来的。撰写的过程也是我们创新实践、思考提炼的过程。在这个过程中，老师与课堂结合、与活动结合、与个案工作结合、与小组辅导结合，还与课题实施结合、与研究结合。本书所有的案例都体现出我们对理论的理解、对学生年龄特点的把握、对表达性艺术的思考，是一本兼具理论和实践的操作手册。

3. 我们的理解

通过我们对表达性艺术的学习和实践，我们深刻理解到，表达性艺术是技术、是载体，要发挥表达性艺术辅导的作用，关键还在于心理工作者自身，所以教师要不断地学习和提升，与学生一起成长。教师要倾听表达者的故事，解读互动的过程，共同探索表达性的作品。在理解学生之前，更需要探索的是作为心理工作者的我们自己，理解我们自己、分析我们自己、修炼我们自己，只有我们更好地做自己，学生才能做更好的自己。所以表达性艺术要发挥作用，与学生建立有意义的关系是工作前提，表达性的材料或实施技术只是中介。

4. 我们继续努力

作为一个上海市教委立项的工作室，我们的团队是有年限的，但是成长之路是无止境的。令人感到欣喜的是，工作室的老师在追求卓越之路上没有停歇，很多老师本身是心理教研员，肩负着区内心理健康教师专业成长的重任，他们把表达性艺术辅导在中小学中的应用发扬光大。他们有的成为了正高级教师，自己也带领工作室；有的从学校来到区教育学院，成为教师专业发展的领路人；有的从领衔区级课题，到担任市级课题的负责人；更多的老师把自己的成果写成文章，甚至是书籍。表达性艺术辅导在工作室结束后继续开花结果。工作室结束了，而对表达性艺术的研究与实践一直在路上。

作为工作室的负责人，我得益最多。一群人，一起做喜欢的事，共读、共习、共论、共享，让这本书有我的气息，也有工作室每个老师的气息，这足以使我荣幸备至，感动、感谢、感怀、感恩！我也会继续快乐前行的。

沈之菲

上海市教育科学研究院教授

上海学校心理健康教育专家指导委员会委员

上海学校心理健康教育名师工作室主持人

2023 年 1 月

目 录

第一章　表达性艺术辅导概述[①]

艺术治疗有一段长长的历史,始于远古时代的洞穴壁画,但是其被正式命名为"艺术治疗",到表达性艺术治疗的提出,只有近百年的时间。

第一节　表达性艺术治疗[②]的概念与发展历史

一、原始的美术治疗

自人类诞生以来,艺术的各种表现形式是每一个个体最直接的内心体验和思想表达的途径,这种表现形式甚至早于文字和语言的出现。绘画起源于原始社会的洞穴壁画,在原始社会,绘画是人类记录和表达的语言。这些绘画不仅再现了原始社会的生活面貌,更是表现出原始的"生命文化"。原始人类是更接近于神性的存在,他们并不把绘画看作是美的化身,而是一种超越自然的力量。"在古埃及时代,相传伊姆贺特普(Imhotep)用艺术活动来治疗精神病患。中国的庄子,也在其著作《庄子》一书中,主张透过对艺术的关照(contemplation),人方能超越自我。"[③]可见,艺术对人来说具有释放情感、传递思想的作用。在几千年的人类艺术遗产中,不论是风格纯朴的民间艺术还是富丽雄浑的宫廷艺术,它们都是人与人之间自然互动的智慧结晶,是人类自我建构、自我表现的结果。

二、艺术治疗的诞生

理论化系统化的艺术治疗,其源头可追溯到 18 世纪后期针对精神病患者

---

① 本部分撰稿人:上海市教育科学研究院沈之菲。

② 表达性艺术治疗是专有名词,因为在中小学应用的缘故,改为表达性艺术辅导,本章仍沿用表达性艺术治疗。

③ 陆雅青.艺术治疗——绘画诠释:从美术进入孩子的心灵世界(原书第三版)[M].重庆:重庆大学出版社,2013:11.

的"道德疗法"(moral treatment)过程中所用的艺术手段。而作为一门独立学科的艺术治疗始于20世纪三四十年代的欧洲,主要受到弗洛伊德和荣格两位心理学家的影响。精神分析法是艺术治疗的早期形式之一。当时,治疗师常采用"移情"方式,分析患者隐含在艺术创作中的象征性自我表达,揭示潜意识中不易被发觉的部分,释放其被压抑的情绪与欲望。受他们理论的启发,人们逐渐认识到艺术治疗的巨大潜能,此后,艺术治疗开始蓬勃发展。

(一)阿德里安·希尔与艺术治疗

1942年,英国艺术家阿德里安·希尔(Adrian Hill)创造了"艺术治疗"一词[①]。希尔在疗养院进行结核病恢复时发现了绘画的治疗功效,于是开始向病友们教授绘画和推荐艺术作品,以帮助恢复。后来希尔与英国红十字会图书馆合作,向更多病患讲解和传播其理念,其中包括因二战遭受心理创伤的士兵们,希尔发现透过绘画呈现这些伤员压抑在潜意识中的情感与冲突,有助于他们的恢复。

(二)"英国艺术治疗之父"爱德华·亚当森

此后希尔同医生兼艺术家爱德华·亚当森(Edward Adamson)将艺术治疗的方法引介到精神病院。亚当森是英国一家精神病院——尼德涅医院(Netherne Hospital)的艺术治疗项目小组成员,并在1946年到1950年间独自领导该项目。直到1981年退休,亚当森在尼德涅医院一直从事艺术治疗的实践工作。三十多年间,他引导数百人共创造了约6万件作品,包含绘画、陶瓷、雕塑等形式,使他们借助艺术表达自我而获得疗愈。因为亚当森的贡献和先驱作用,他被称为"英国艺术治疗之父"。经过这一系列动作,艺术治疗在英国逐渐壮大,"英国艺术治疗师协会"(British Association of Art Therapists,简称BAAT)于1964年成立[②]。

---

① 聂檠.艺术治疗小史[N].中国美术报,2019-4-3.
② 聂檠.艺术治疗小史[N].中国美术报,2019-4-3.

英国艺术治疗师协会对艺术治疗所下的定义是:绘画艺术疗法包括创作者、作品、治疗师三者之间互动的过程,其中,治疗师以时间、关注和清晰界定关系的方式,为患者提供创作环境、艺术媒体和最重要的——治疗师本人。此过程的目的是发展象征性的语言,接触到不为所知的感受,并创造性地将它们整合到人格里,直至发生治疗性的变化。治疗师的焦点不是集中于审美特性上,而是注重治疗过程,即病人的卷入过程,病人的知觉,和他们与治疗师分享这个过程的可能性[①]。

(三)"美国艺术治疗之母"玛格丽特·南姆伯格

与此同时,大西洋彼岸的美国也开始了艺术治疗的探索。1958 年,被誉为美国艺术治疗之母的心理学家、教育家玛格丽特·南姆伯格(Margaret Naumburg)为艺术治疗作出了最早的定义,她认为"艺术创造过程是无意识与意识之间的桥梁,艺术可将内心世界投射为视觉现实"。作为弗洛伊德与荣格的追随者,南姆伯格将艺术融入心理治疗之中,以探索潜意识的奥秘。

在南姆伯格及其他早期探索者,如艺术家伊迪丝·克雷默(Edith Kramer)等人的推动下,艺术治疗在美国逐渐发展起来,并成为全球艺术治疗之重镇。1960 年"美国音乐治疗学会"成立,1961 年该领域的权威理论杂志《美国艺术治疗杂志》创建,1965 年"美国舞蹈治疗联合协会"成立。1969 年全国性的专业组织"美国艺术治疗协会"(American Art Therapy Association,简称 AATA)成立[②],该协会负责协调全美的艺术治疗项目,组织年度的学术研讨会,这标志着艺术治疗作为一种心理疗法的地位得到确立,是美国乃至全世界艺术治疗发展的里程碑。

美国艺术治疗协会(1997)认为[③]:绘画艺术治疗是运用艺术媒介、形象、创造性艺术活动和患者对作品的反应,来呈现个体的发展、能力、人格、兴趣、

---

① 孟沛欣. 精神分裂症患者绘画艺术评定与绘画艺术治疗干预[D]. 北京:北京师范大学博士学位论文,2004: 20.

② 聂槃. 艺术治疗小史[N]. 中国美术报,2019-4-3.

③ 孟沛欣. 精神分裂症患者绘画艺术评定与绘画艺术治疗干预[D]. 北京:北京师范大学博士学位论文,2004: 219.

关注和冲突的一项服务性职业。绘画艺术治疗实践以人类发展和心理的理论知识为基础，以包括教育、心理动力、认知、人际和其他的治疗途径在内的评估和治疗为辅助，解决情绪冲突，提升自我意识，提高社交技巧，规范管理行为，解决问题和减少焦虑，辅助现实取向，提高自尊。

（四）广义和狭义的艺术教育

艺术治疗从狭义上来说指的是视觉艺术的治疗方式，包括绘画、雕塑等，广义上来说泛指所有的艺术类型，包括戏剧、舞蹈、音乐、美术等的治疗方式。

吴明富辨析过艺术治疗的概念。他指出：英文"Art"与"Arts"的翻译都是"艺术"。前者是单数的"Art"，狭义指的是"美术"，亦即以绘画、雕塑、拼贴等为主的视觉艺术。而"Art"之后加了"s"变成复数，广义地含美术在内的各类型艺术[①]。

孟沛欣也从广义与狭义上来分析艺术治疗。她认为"从广义上来讲，当艺术活动用于心理建设的领域时，包括各种各样的以开发创造性为目标的活动，如音乐、舞蹈、戏剧、绘画、雕塑、制陶、戏剧、诗歌等，以这些主题为内容的艺术活动除了其本身所具有的宣泄情绪、疏解压力的功效外，还可以起到调节精神紧张、改善心理环境的作用；从狭义上来讲，这是指以绘画艺术（fine arts）为主的视觉艺术形式在心理治疗领域中充当介质时的作用过程"[②]。

如果把英国艺术治疗师协会和美国艺术治疗协会两个定义综合起来，就可以对艺术治疗有一个全面的了解。（1）艺术治疗以艺术活动为媒介，如绘画、音乐、舞蹈、雕刻、制陶；（2）艺术治疗以心理学和艺术理论为基础，如心理分析理论、心理发展理论、视觉思维理论；（3）艺术治疗建立在治疗师、患者和艺术作品三者的相互关系上，如治疗师与患者的信赖关系，患者对作品的创作和洞察，治疗师对作品的评估与分析；（4）艺术治疗的目标是缓解情绪冲突、解决问题、减少焦虑、整合人格等。

① 吴明富.从艺术心理治疗到艺术治疗：与儿童工作的省思[J].国教新知,2010,57(3):117.
② 孟沛欣.艺术疗法：超越言语的交流[M].北京：化学工业出版社,2009.

三、表达性艺术治疗

（一）名称确定

"因为艺术治疗中的'艺术'概念容易引起人们的错觉，导致人们产生对艺术治疗的敬畏而不敢走进其中，也有些人在创作表达时过于追求形式感的美化而限制了内心情意的表达，国际箱庭疗法学会副会长山中康裕先生提出了用'表达性艺术治疗'（expressive art therapy）取代艺术治疗的建议，这个建议得到了业内学者的认可，并流行开来。"①

2000 年，纽约州通过立法，将各种艺术治疗定名为"表达性艺术治疗"或者"创造性艺术治疗"，凸出表达性或者创造性来作为治疗的特性②。

赖念华在研究失落悲伤团体的效果研究时将表达性艺术治疗定义为：将人们潜在的创造力唤起，透过心理辅导师的协助，以绘画、游戏、写作、说故事、戏剧、心理剧、音乐、舞蹈等方式，降低案主的防御机制，帮助案主将无法说出或尚未解决的冲突以非语言的方式表达出来，满足人们自我表达的需求③。

可以说，表达性艺术治疗是在结合现代心理学中心理动力理论、行为理论等多种相关理论的基础上发展而来。所以，表达性艺术治疗即使用艺术媒介（如音乐、舞蹈、绘画、戏剧、诗歌等）让来访者的内心情感得以表达，以此作为自疗或者治疗的方式④。

（二）两种治疗模式

"表达性"主要强调以各种艺术形式为媒介来表达人们内心的思绪、感受及经验，而所表达的内容可能是意识，也可能是潜意识，表达过程本身就是治疗的过程。表达性艺术治疗更重视个体在艺术的创造过程中所产生的主观体验以及其对个体情感及行为所产生的影响，通过具体化的作品整合，阐述内在

① 余佳恒. 表达性艺术治疗对女高职生惧怕否定评价的干预研究[D]. 济南:山东师范大学硕士学位论文，2018:5—6.
② 陈丽峰. 表达性艺术疗法在心理治疗中的整合运用[J]. 黑河学刊，2011(12):17.
③ 赖念华. 表达性艺术治疗在失落悲伤团体之效果研究[J]. 台湾艺术治疗学刊，2009,1(2),17.
④ 李宗芹，宋文里. 表达性艺术治疗[J]. 应用心理研究，2009(44),21—23.

的经验、体会、冲突与感受。表达性艺术治疗通常遵循两种模式，这两种模式①都是把艺术当作表达个人内在和外在经验的桥梁。

1. 艺术心理治疗模式

这个模式是将艺术作品视为一种潜意识的世界性语言，可以促进咨询师和来访者之间言语上的沟通和理解，通过表达内心世界的艺术作品，配合语言的联想和解释，协助当事人领悟及解决情绪问题。通过艺术作品的象征性符号的精神分析，协助患者察觉、领悟和治疗，化解潜意识的冲突，形成新的认知，促进个体成长与正向的改变。其中下列几个因素非常重要。

（1）关注图像

表达性艺术治疗关注来访者艺术创作中所塑造的具体图像。来访者借艺术创作，如雕塑、绘画等，来表达自身隐而未宣的情绪，比言语更能奏效。图像不仅能够记录咨询的进程，而且能够启示来访者，将内心无法用言语表达的或者隐藏在内心深处的情绪情感通过艺术表达的形式展现出来，同时在绘画塑造图像的过程中，来访者本身具有自己的思考，这能够促使来访者重新审视自我。

（2）投射

早期弗洛伊德将心理防御机制视为投射，而荣格则认为投射是个体无意识将自身看待问题的方式、意愿归咎于他人或其他因素之上。投射存在于无意识层面，个体倾向将自身的行为在自己不知情或不知觉的情况下，表现在其他事物上。来访者通过绘画或者沙盘治疗等方式，能够降低心理防御机制，将自己无意识的情绪问题投射到作品中，通过艺术创作过程及作品展现出来。

（3）象征

韦尔（Weir）认为象征是无意识的想法、冲突或愿望的间接而图像化的表征模式②。弗洛伊德指出象征是无意义的想象，并将象征看作无意识地制造的替代物。荣格将真正的象征视为对某种事物的表现，认为象征不同于单纯的

---

① 邱鸿钟.艺术心理治疗的理论与实践[M].广州：暨南大学出版社，2010：7—8.
② （英）黛安娜·沃勒，安德烈娅·吉尔罗伊著.艺术心理疗法[M].周祥，唐云松，译.上海：上海社会科学院出版社，2013.

实物或者符号。来访者运用艺术创作的方式无意识地表达自己的意象,唤起想象,激发生命,寻求自我内心世界和外界的和谐统一。例如在沙盘治疗中,来访者通过不同的沙具来表达自己,一定程度上是将选择的沙具视作自己的象征,或者将自己内心的想法赋予到不同的沙具上。

（4）整合和升华

升华又被称为转移,升华是一种心理防御机制,具有认知和整合的功能,当个体的情感无法直接表达时,通过其他方式转移到其他对象上,使个体自身的情感得到宣泄和满足。荣格认为艺术治疗中,艺术创作的作用是整合,"将艺术置于治疗方式的中心",通过符号创作的超越功能,使得内心资源更加整合和一体化。"创造性叙述方式",如幻想、积极想象、象征和艺术,及知识概念、言语叙述和抽象的"理解方式",这两种基本的思维方式,是对无意识和意识以及自我和自体更强的整合①。来访者通过艺术表达的方式,整合内心的资源,将自己内心无法直接表达的情感通过艺术治疗的方式进行转移,进而让自身很多堵塞的情绪得到发泄和疏解。

2. 艺术创作过程即是治疗

通过艺术表达过程,以艺术活动的力量减缓个人内在的冲突和与社会环境间的冲突,提升认知、宣泄情感和升华情感。当一个人完全投入创作时,就自然会产生一种身心的统合和心灵的升华,艺术创作和心理治疗就能够同时完成,此时对于艺术作品的诠释已经不再重要。这种艺术治疗取向偏向于艺术创作和参与的过程,艺术创作便是治疗,可以通过投入这种活动,转移或减轻当事人或患者的不良情绪和心理冲突,关心的是个人从事艺术治疗活动过程中的内在经验,而不是最后的艺术作品。

亚历山大·阿兰德认为,艺术是"有着某种形式的游戏,这种形式能够产生美感上成功的转换—表现"。这里所谓的"游戏"可以理解为是一种令人愉悦的自我奖赏活动,而"转换—表现"则是指艺术能够通过具有某种隐喻或者象征意味的陈述、形象与运动表达某种现实或者感受的东西或意义,因此,艺

---

① (英)黛安娜·沃勒,安德烈娅·吉尔罗伊著.艺术心理疗法[M].周祥,唐云松,译.上海:上海社会科学院出版社,2013:10—11.

术治疗以不同的艺术形式作为媒介，进行形式与潜意识的转换①。

（三）三种理论取向

表达性艺术治疗主要包括了心理分析取向、人本主义取向和心理教育取向。

1. 心理分析取向

心理动力学作为表达性艺术疗法的理论基础，它以象征来联结三个意识层面，前意识及意识的媒介可以由潜意识中体会到的形象来充当。一个人内心的情绪或意念可以经由艺术的表达具体地呈现在作品上，艺术的表达可以帮助其认知意念和情感的存在并进行自我整合。

精神分析取向的表达性艺术治疗建立在弗洛伊德的精神分析理论之上，玛格丽特·南姆伯格和伊迪丝·克雷默进一步发展和延伸了弗洛伊德的精神分析理论，开发了'动力模型'。治疗将潜意识带入到意识的层次并且探索其真实，将艺术当作移情的工具，可以促进在治疗中的沟通②。

自我心理学取向的表达性艺术治疗认为艺术创作过程能够反映来访者内在的客体关系、发展、防御等问题。艺术创作可以将症状空间转换成治疗空间，全新的客体关系将在适合自己的艺术形式中产生。

分析心理学取向的表达性艺术治疗，以荣格心理学理论为基础，鼓励来访者借助一些艺术创作，将其内心的情绪、感受表达出来。艺术作品具有"整合的功能"，分析心理学强调无意识和象征化的作用。

2. 人本主义取向

人本主义取向的表达性艺术治疗，坚持以人为本，从人自身出发，强调共情、倾听、接纳、反映。这个理论取向认为来访者先天具有完善自我的倾向和自我指导的能力。纳塔莉·罗杰斯（Natalie Rogers）发展了卡尔·罗杰斯

① 李雪慧. 社区服刑人员交往焦虑的小组工作介入研究——基于艺术治疗视角[D]. 上海：华东理工大学硕士学位论文，2019：9.
② 王宇鑫. 表达性艺术治疗对城管职业倦怠的介入研究[D]. 长春：吉林大学硕士学位论文，2019：13.

(Carl Rogers)的理论,创造了"来访者中心表现性艺术治疗"法[①]。该疗法主张营造一种将来访者作为中心的氛围,使来访者可以在一种能够被接纳的环境中进行艺术创作,通过艺术手段充分体验并表达个人情感,进而唤醒其内在创造性的生命力和能量。人本主义取向的表达性艺术治疗强调个体的自我成长能力,关注每个个体的独特性,帮助来访者在表达中逐步认识自我、接纳自我。

3. 心理教育取向

心理教育取向的表达性艺术治疗理论以认知理论、行为主义理论及发展心理学相关理论为基础,通过创作的方式,对存在认知、行为或情绪障碍的来访者提供干预,帮助其改善症状。很多心理教育取向的表达性艺术治疗应用于身体障碍或者心理智力障碍的儿童,通过纠正儿童的行为来强化改善特殊儿童的行为或情绪问题。

第二节 表达性艺术治疗的分类与特点

表达性艺术治疗种类比较多,有其明显的特点。

一、表达性艺术治疗的分类

表达性艺术治疗是一个综合的概念,依据采用的媒介不同,可以分为多种类型。主要有下面几种类型。

(一)绘画治疗

绘画治疗是通过作画者、绘画作品和心理辅导师三者之间的互动,由作画者和心理辅导师以作画时创作活动为中介的一种非言语的治疗方法。其目的是发展象征性的语言,通过绘画作品和绘画过程来触及人们的内心世界,整合直到发生治疗性的改变,绘画治疗的本质是心理外化的符号表征[②]。

国内目前对于绘画治疗在心理学、教育学、临床医学上已经有了相当多的

---

① (英)裴洛·尼雨,艾偷·理文.史蒂芬·理文.表达性艺术治疗理论与实务[M].许玉芳,译.台北:五南图书出版公司,2010:34—50.
② 严虎,陈晋东.艺术治疗在精神疾病治疗中的前景[J].国际精神病学杂志,2015,42(2):143—144.

研究,证实这是有效的心理治疗方法之一。它有助于提升个体的心理健康状态和社会生活能力,并且由于绘画治疗操作简单,受众可接受度强,弥补了心理治疗中语言式治疗的不足。

彩泥、拼贴、剪纸、制作等艺术制作活动和绘画治疗,经常作为表达性艺术治疗中最主要的形式。

(二) 音乐治疗

音乐治疗是一门集音乐、医学和心理学于一体的综合性应用学科,它利用音乐刺激和音乐体验的各种形式,例如意象的呈现、舞蹈动作、身体运作等诸多方式的设计、策划来实现对个案的帮助和干预[①]。音乐治疗工作可以协助当事人找到他们声音的弹性,通过在不同程度上的移动,表达出更广阔的人格特质。

(三) 心理剧

心理剧是基于雅各布·莫雷诺(Jacob Levy Moreno)的哲学理论和心理治疗经验发展而来的。心理剧中,寻求心理帮助的人叫主角,主角可以在舞台上演出自己的经验、梦想和情感。身为心理辅导师的导演可以借此发掘主角呈现出的经验的深层意义。其他参与心理剧演出的团体成员以及坐在观众席上观看演出的成员,能够在这个演出的过程中理解主角、看见自己,从而既同理了彼此,尊重到彼此的差异,也学会了如何更真实地面对自己的过去。同时,心理剧在剧后的"不分析、不评价、不建议、不比较、不提问"等操作,能够改善人们惧怕否定评价的认知。

(四) 舞动治疗

舞动治疗,又称舞蹈治疗、动作治疗,是以动作的过程作为媒介的心理治疗,即运用舞蹈活动过程或即兴动作,促进个体情绪、情感、身体、心灵、认知和人际等层面的整合,既可以治疗身心方面的障碍,也可以增强个人意识,改

---

① 沈靖.音乐治疗及其相关心理学研究述评[J].心理科学,2003,26(1):176.

善人们的心智①。舞动治疗其独特之处，在于强调情绪和身体的相互连接性，以及创造力能够促进心理的健康。在身体层次上，舞动治疗帮助人们加强肢体的协调能力，提高身体素质；在情感层次上，舞动治疗帮助人们变得更愉悦和自信，宣泄通过语言所不能或不足够表达的各种情绪，如愤怒、失望等；在精神层次上，舞动治疗能提高人的认知能力、动力和记忆力。

（五）心理卡牌游戏

心理卡牌也是表达性艺术治疗中的重要媒介，欧卡（oh 卡）、情绪卡、动物卡、生涯卡牌等都是表达性艺术治疗中常用的心理卡牌。心理卡牌游戏运用的是心理学的潜意识投射原理，在治疗师的帮助下，通过对卡牌投射内容的理解与澄清，帮助来访者的潜意识意识化；在治疗师的引导下，促进来访者的自我理解；还可以进一步促进人际关系，疗愈内心创伤。

（六）沙盘游戏治疗

沙盘游戏治疗，也称为箱庭疗法，是在治疗师的陪伴下，让来访者从摆放各种微缩模具（沙具）的架子上，自由挑选沙具，通过在盛有细沙的沙箱里进行场景展示的方式，来充分表达内心世界，把内心冲突和不良情绪无意识地释放和投射在沙盘中，治疗师运用沙盘游戏治疗的理论和荣格心理分析理论和来访者互动②。沙盘游戏治疗以心理分析之无意识理论为基础，提供安全和受保护的空间，注重共情与感应，在"沙盘"中发挥原型和象征性的作用，实现心理分析与心理治疗的综合效果，以此促进来访者的痊愈及成长。

二、表达性艺术治疗的特点与优势

何长珠等人③认为，表达性艺术治疗应具有七方面的特征：自我表达、主动参与、想象、心理与身体之连接、产生一种健康自信的感觉、采取个别和团体的活动形式、特殊症状之个案。很多学者指出："表达性艺术疗法的特征集中体现

① （英）米克姆斯. 舞动治疗[M]. 柳岚心，译. 北京：中国轻工业出版社，2009.
② 王萍，黄钢. 沙盘游戏应用于临床心理评估的研究进展[J]. 中国健康心理学杂志，2007，15(9)：862—864.
③ 何长珠等. 表达性艺术治疗 14 讲——悲伤咨商之良药[M]. 台北：五南图书出版公司，2011：6—7.

在以下三点：第一突破时间的限制，当事人可以超越时空的限制充分地表达自我，完成与自我的对话。第二突破口语表达的限制，艺术因为具有表达性、象征性和创作性等特点，所以它能够突破口语表达对当事人的限制，让当事人可以达到无声胜有声的境界而不需要用语言来表露自己。第三降低当事人内心的防卫机制，来访者可以在治疗过程中逐渐地开放自己、降低自我的防卫心理。"[①]

总括起来，表达性治疗的特点与优势主要表现在以下方面：

（一）非语言沟通

表达性艺术治疗可以使人们通过不同方式表达自己，并扩展个人感受和自我觉察。艺术作为咨询过程中的重要媒介，在创作中可以直接开放内心世界和独白，来访者能够通过创作过程来释放内心积聚的情感，解除超负荷的精神压力。在心理咨询中加入艺术可以加速自我探讨的过程。

（二）促进心理和身体的连接

表达性艺术治疗通过做、看、捏等多感官参与，让来访者的能量动起来，发泄个人压力并找到新焦点。创作过程促使来访者将身体与某段时间的心理状态相连接，促使建立某些新的链接，以此调节自身的心理、生理机能，无阻碍地释放压抑、疏通心灵、调节情绪。

（三）动用想象

音乐、绘画、书法、舞蹈、影视等各种表达性艺术在人们的生活中如影随形，与现实生活息息相关，在促进人自身健康发展乃至于整个人类的健康发展方面起到了非常重要的作用。不管是音乐、绘画或是其他表达性艺术治疗技术，来访者都需要在治疗中动用大量想象力并从中找到解决问题的方法。

（四）发挥主体性

来访者在艺术作品创作过程中会主动整合情感和体验，将自己的情感投射于艺术创作过程及创作的艺术品种呈现在作品中，让人感同身受。在艺术

[①] 王宇鑫.表达性艺术治疗对城管职业倦怠的介入研究[D].长春:吉林大学硕士学位论文,2019:14.

作品欣赏中,来访者选中适合自己心境的作品,仿佛在作品背后找到知音,他们能够彼此慰藉,仿佛作品能够开导自己一样,帮助其解开心中郁结,找到正确的应对方式。治疗师也可以借由各种艺术形式,使得来访者在创作各种艺术成品中(即兴音乐、绘画、黏土等),获得看得见的成就感,提升自我评价。

(五)突破年龄限制

表达性艺术治疗是一种可以突破来访者年龄、性别、语言、种族、艺术技能与认知范围等限制的治疗手段,可广泛地应用于众多对象,具有很强的多面性和灵活性。

(六)是一种安全的治疗方式

表达性艺术治疗可以引导来访者以相对安全的途径释放内心积攒的具有破坏性的"负"能量,用一种相对合理的、更能被社会接受的方式发泄其内心的敌意、郁闷、愤怒、暴躁等不良情绪。治疗师和来访者以艺术为媒介,保持了他们之间的"安全距离",这种安全感可以减少来访者的抗拒,同时也可以避免在来访者未准备好剖析自己的情况下伤害到自己。

三、表达性艺术治疗与谈话疗法的区别

从上述表达性艺术治疗的特点和优点可以看出,表达性艺术治疗与传统的谈话治疗有明显区别:

1. 艺术治疗具有非语言的沟通特征,可以突破不同来访者年龄、语言、认知范围与艺术技能的限制,广泛地应用于众多对象,也包括特殊人群和特殊对象,具有很强的灵活性和多面性。

2. 由于表达性艺术治疗形式多样,创作的媒介材料也很多,可以向来访者提供独特的表达途径。

3. 表达性艺术治疗是一种直觉的思考方式,能借用非语言、象征性的方式,将来访者潜意识里被压抑的内容表达出来。

4. 人的大脑各区域分工不同,不是对称性的,负责语言的主要是左脑,同时左脑也负责逻辑、分类、推理等,而负责情感和艺术的主要是右脑,同时右脑

也负责空间和想象等。对于左脑优势的人而言,用语言表达交流相对轻松容易些,而对于右脑优势的人,更适合使用艺术的媒介来表达自己。

5. 很多情绪体验、创伤经历的内容本身就是前语言的,或者在我们大脑中的不能为我们的语言所描述的部分,也就无法通过谈话疗法治疗。

6. 来访者的艺术创作有投射的作用,更有利于内心无意识信息的表达,这样更利于治疗师收集真实信息。

7. 表达的过程也是来访者情绪宣泄和梳理的过程,表达性艺术治疗使来访者能从更安全的途径、用一种更合理的方式表达和宣泄内心积攒的负面情绪和压抑的能量。

8. 谈话疗法主要是治疗师与来访者的二元互动关系,表达性艺术治疗中,创作和作品的加入,治疗师、来访者与作品之间构成了三元互动的关系。

9. 表达性艺术作品更容易保存。作品是一种物质性的存在,比起艺术创造过程和语言来说,它更容易持久保存。系列作品是来访者心理历程的投射,更容易让治疗师看到来访者发展变化的轨迹。同时,作品也有利于治疗师进一步理解和分析来访者的材料,或者评估来访者的困扰与问题。

10. 治疗师在运用谈话疗法和表达性艺术治疗中,所运用的内在技巧也有不同的侧重。如果说在谈话疗法中,治疗师带有"第三只耳"倾听来访者的内心发生了什么,那么,表达性艺术治疗师则在观看来访者作品的时候,拥有对色彩、形状、投射、意象和象征等元素的敏感度,带着"第三只眼"来看待来访者所表达出来的作品。

四、表达性艺术治疗与艺术教育的区别

虽然表达性艺术治疗和艺术教育二者都涉及艺术媒材、创造活动以及创造者对作品的反应,并且艺术治疗也包含一定的教育因素,艺术教育也有一定的治疗作用,但是表达性艺术治疗不同于艺术教育。

1. 目标和理论框架不同

艺术教育以学习和评鉴艺术为目标,以艺术教学原理来架构其教学。表达性艺术治疗则将心理健康作为治疗的依据和目的,以心理治疗的原理来架

构治疗进程,艺术创作是媒介,心理咨询与治疗才是目的。

2. 前提条件不同

心理咨询和治疗中最重要的因素是咨询师和来访者建立的真诚、理解、无条件积极关怀的关系,所以表达性艺术治疗中的艺术创作也是以来访者和治疗师建立的这种相互信任的支持性关系为前提,而艺术创作活动没有这方面的前提条件。

3. 对教育者或咨询师的要求不同

美术教育者和表达性治疗咨询师不同,美术教育者需要美术教育方面的专门训练,而表达性艺术咨询师需要心理学、心理咨询、各类表达性心理咨询技术的专门训练,即使是"谈话治疗"的心理咨询师,如果没有专门的表达性艺术治疗技术训练,也难以担任表达性艺术治疗的咨询师。

4. 关注点不同

艺术教育重视创造过程,但更重视最终的作品及其美学价值。表达性艺术治疗是让来访者通过美术媒介表达自我,对创作过程更加关注,最终作品的呈现是否美观则不是关注对象。正如山中康裕指出的:"当我们进行艺术疗法时,无论如何也难免会出现'追求艺术'的姿态。治疗师会无意识地追求美的东西,容易陷入那个陷阱。与此同时,患者也会无意识地,为了讨好治疗师,去追求美的作品。对于这种姿态,我心怀畏惧。"①

第三节　表达性艺术治疗的理论基础与治疗关系

表达性艺术治疗的理论基础可以用表达性治疗连续系统进行阐释。

一、表达性治疗连续系统

表达性治疗连续系统是②由乌尔曼(Ulman)1975年提出,喀格(Kagin)与

---

① (日)山中康裕. 表达性心理治疗:徘徊于心灵和精神之间[M]. 穆旭明,译. 北京:中国人民大学出版社,2018:(译者前言)3.

② 丽莎·海兹(Lisa D. Hinz). 表达性治疗连续系统:运用艺术于治疗中的理论架构[M]. 陈美琴,审阅. 金传珩,译. 台北:洪叶文化事业有限公司,2018.

卢塞布伦(Lusebrnk)1978 年发展,然后由卢塞布伦于 1990 年、1991 年、2004 年阐述完整。

表达性艺术治疗的理论基础和系统架构,可以用表达性治疗连续系统(expressive therapies continuum,简称 ETC)表述。表达性治疗连续系统的架构,依照反射距离分成四个层次:动觉/感觉、感知/情感、认知/象征以及创造性。

(一)四个层级(见图 1-1)

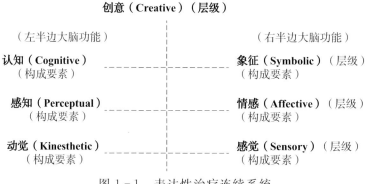

图 1-1　表达性治疗连续系统

ETC 共分为四个层级,由下到上分别为动觉/感觉层级(Kinesthetic/Sensory,K/S):感知/情感层级(Perceptual/Affective,P/A);认知/象征层级(Cognitive/Symbolic,C/Sy),以及纵贯三个层级的创意层级(Creative,Cr)。

1. 动觉/感觉层级

表达性治疗连续系统的第一个层级是动觉/感觉层级,这是信息处理的过程,开始于动觉与感觉经验的前语言阶段。资讯收集的过程,通过韵律、触觉、感官的途径,而不需要依赖语言,是婴儿处理信息发展上的第一种方式。18 个月以上的婴儿靠感官接受信息,并通过动作以及内外的感官反应来接受关于他们行为的回馈,因此,治疗儿童的时候,动觉/感觉层级上的经验是必要的,儿童需要靠实际操作与触摸媒介来形成内部图像。表达性治疗连续系统的动觉/感觉层级呈现的是最简单的信息处理形式。

2. 感知/情感层级

表达性治疗连续系统的第二个层级是感知/情感层级,信息处理与图像形成发展于这个层级。在此层级,信息处理可以需要或不需要语言,开始注意图像或专注于创造图像,这个层级的信息处理可以是情感的、原始的,图像表现不需要考虑外形,也可以是关注视觉表现的形式因素。

3. 认知/象征层级

表达性治疗连续系统的第三个层级是认知/象征层级,这个层级的信息处理是复杂与高度发展的,需要计算、认知行动及知觉辨识,常常(但不总是)需要使用语言来了解关于复杂的认知运作,或多面向的象征意义。

4. 创意层级

表达性治疗连续系统左右两端的构成要素,可以与左右脑的功能与信息处理对应。左半脑以组织、连续、线性的方式来处理信息,通常处理的是语言资讯,也就是逻辑思考、分门别类的资讯,表达性治疗连续系统中左边的动觉、感知和认知等构成要素,主要与左半脑的信息出路有关。

表达性治疗连续系统右端的感觉、情感和象征等构成要素,则主要发生在大脑右半球。大脑右半球主要处理有关感觉情感的资讯以及灵性连接。而创意经验能够整合大脑两边的资讯。创意层级具有整合的功能。

前三个层级是由人在认知和情感发展上逐渐复杂的过程归纳而来,而创意层级横跨其他三个层级,任何一层的表达性艺术表现都可以达到创造性阶段,所以创意层级可以是动觉/感觉层级、感知/情感层级、认知/象征层级的综合体。虽然在表达性治疗连续系统中,层级由下往上愈趋复杂,但每一层级都有其治疗的特质和能发展出下一个更高层级的重要功能。

(二)反射距离

表达性治疗连续系统层级间的区隔是依据反射距离(reflective distance)的长短归纳而来的,这里的反射距离是指刺激(不同的媒材或艺术创作活动)和反应(感觉或认知)间的时间,例如:拿到黏土(刺激)到感觉黏土冰冷(反应)的时间间隔很短,因此反射距离短。愈上层所需的反射距离愈长,也就是说,下达一个艺术创作活动指令或给予一项材料后(刺激),要产生认知或象征意义(反应)所需的时间,比产生动觉或知觉(反应)的时间长。以黏土活动为例,来访者在拍打和捏塑一块黏土时,会马上进入动觉/知觉层级,但若要进入认知/象征层级,可能需要等到来访者将黏土塑形后,对作品进行认知上的或是象征性的连结。

所以反射距离随着层级愈高而逐渐增加,尤其是从动觉到感知,再到认知层级。至于从知觉到情感,再到象征层级的反射距离则不存在这种关系,每个层级中的两种要素可以彼此互相增强,也可以一方消减另一方增长。

(三)表达性治疗连续系统的治愈要素

1. 动觉构成要素

动觉包含了由人的身体动作、律动及行动所带来的感觉。表达性治疗连续系统动觉构成要素的疗愈层面,包含促进或降低个体的警觉或张力,通过动觉活动带来警觉刺激或张力,或者通过释放能量以降低来访者的紧张与压力。动觉主要是通过人的身体动作和移动来释放能量,一些用于表达性治疗的材料,如石头、木头、马赛克砖及黏土等,能提供阻力,促进来访者释放能量。

2. 感觉构成要素

感觉包含了视觉、听觉、味觉、嗅觉和触觉,感觉的功能是聚焦在个体与各种表达性艺术材料互动时所产生的内在与外在的感觉,这里只针对感觉,不牵涉认知功能。感觉构成要素的疗愈层面,在于放慢感觉体验,通过感觉层级,情感与思维能够缓和,让心灵放松,通过身体感觉来主导意识。通过感觉刺激达到注意力集中,更有助于个体觉察内在感受。为了强化创作活动中的感觉特性,通常会减少使用中介物。相比用画笔来画,用手指画可以提供更多的触觉。沙盘游戏治疗中与沙子的接触,不建议使用工具来做,手碰到沙子更能感受到沙子的质感和触感。

3. 感知构成要素

感知层级的信息较为复杂,需要个体将视觉语言转化成具象表达。个体在感知层面上需要学习新的视觉语言,如基本的线条、色彩、形状、尺寸及其他视觉因素,也需要个体平衡使用这些视觉语言与惯常的口语,去辨别与描述内在世界。感知构成要素的疗愈层面，与限制性力量有关，在感知表达中，增加结构性觉察，有助于在混乱中增加有序性。根据内外状态一致性的原理，外在刺激的愉悦安排，能转化成满意的内在状态，例如着色曼陀罗能降低焦虑。

4. 情感构成要素

情感构成要素，是指个体通过与艺术材料的互动，所激发、承接及表达的情感。表达性治疗连续系统的感知/情感层级中，感知构成要素着重于结构与情感涵容，情感构成要素聚焦于情感表达。情感构成要素的疗愈功能，是促进适当情感的觉察。创作是帮助来访者面对之前感到危险的情感的一种方法。创意是个体在困难的旅途上的可靠伙伴，有助于开发适当的情感表达，来访者能够从情感功能的经验学到，表达情感不只是可接受，也是一种解压与提高生活品质的方法。当来访者无法以言语表达时，创作可能成为表达情感的方法。例如跟着音乐绘画，能帮助来访者触及感受并开始表达情感。动觉/感觉创作活动可以作为情感功能的催化剂。

5. 认知构成要素

认知构成要素，包含了能够根据各种物理特性将表达性艺术材料分类，识别有相互关系的物体，能够将一连串事件按照时间排序等。许多创作互动都需要最基本的认知能力，认知能力与问题解决能力也会随着治疗而提升。认知构成要素的疗愈层面，是有能力从一个具体经验类推到其他情况。咨询师帮助来访者将一个从具体经验所获得的知识，应用于生活中的其他领域，无需真实经历过其他事件，就可以将从一件事上学习到的经验迁移到其他生活情境。在表达性艺术治疗中，拼贴被认为是认知活动，因为它需要个体去选择、分类、整合，以及通过视觉方式去说明概念。拼贴创作者也涉及言语和口语解释，这也促进了认知功能的加入。

6. 象征构成要素

如果说认知构成要素强调事实与逻辑思考，那象征构成要素则与直觉、独特、幻想虚构的思维有关。象征功能牵涉到直觉与自我导向概念形成，在表达性治疗连续系统中,象征意味着浓缩、替代创作者可能没有全部知晓的思考。象征有许多面向,包含压抑的动觉、感觉、情感面向,以及明显的视觉图像。从心理分析角度来看,象征包含显露的或隐藏的内容,是连接外界实体与内在意义的桥梁。象征构成要素的疗愈层面,是能够理解象征的集体意义和个体意义,思考个人象征有助于来访者从具体个别经验,类推到抽象的一般经验,来访者通过探索,通过象征功能运作,视野会进一步扩展,发展出新的可能性,得到高层次的整合,进而能够自我疗愈,促进自我成长。

7. 创意层级

现代创意研究认为创意不再是独特的能力和技巧,而是一种深植于相关认知处理的独特思考方式。表达性治疗连续系统的创意层级不只是认知处理运用,还涉及个体的综合与自我实现倾向。这里的自我实现是指个体有能力成为他或她想成为的完满一致的人,促进天赋、能力、潜能完全的使用与开发。创意是独特的、整合的,认知、象征、情感、感知、感觉、动觉等一起运作,以达到理想的情况。创意层级的疗愈层面,是创造性地、足智多谋地与环境互动,通往创意的自我实现,通过自我实现的成长,对人有疗愈的影响。表达性艺术治疗能加强自我实现,提供模仿、支持,促进更开放性的表达,提升面对未知的勇气。

(四)表达性治疗连续系统的作用

1. 阐述表达性艺术治疗完整的理论体系

表达性治疗连续系统提供了完整的架构,内容丰富全面,并且有专门的指导手册,便于治疗师选择和使用。表达性治疗连续系统阐明了多种表达性活动中具有针对性、有效性和疗愈的不同方面,并且提出了创意具有促进整合的力量。

2. 提供表达性艺术治疗师共同的语言

表达性治疗连续系统是受不同理论训练背景的表达性艺术治疗师所拥有的一种共同语言,在使用各类表达性艺术治疗中,能够利用表达性治疗连续系统的层级和指向,引导表达性艺术治疗师不断从各自的艺术活动中感受到治疗的层级和疗愈的作用。

3. 整合表达性艺术治疗的两种模式

在表达性艺术治疗中，存在"艺术心理治疗模式"和"艺术创作过程即治疗"两种模式，表达性治疗连续系统的知识与应用原则，能够促进治疗师更了解个案的需求，谨慎地选择活动类型，有效地开展治疗过程。表达性治疗连续系统提供的通用理论基础，根基于艺术媒材的特性、表达的风格，以及创意活动，可以帮助不同取向的治疗师彼此间理解和沟通。

二、表达性艺术治疗的治疗关系

(一) 三元关系

表达性艺术治疗与传统谈话疗法不同的是，有艺术作品的加入，构成了咨询师、来访者和艺术作品三角互动关系[①]，其中艺术作品充当了咨询师和来访者互动的中介物和工具，可以简要地用图1-2[②]来表示：

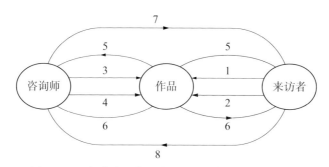

图1-2　咨询师、来访者和艺术作品的三角关系

1. 来访者通过作品的创作来表达意义；

2. 来访者对作品的印象和感受；

3. 咨询师对于作品的期待；

4. 咨询师对作品的印象和感受；

5. 来访者以作品为媒介与咨询师交流；

① 杨学龙,童杰辉. 艺术疗法述评[J]. 社会心理科学,2003,18(4):130.
② 图改编自余佳恒. 表达性艺术治疗对女高职生惧怕否定评价的干预研究[D]. 济南:山东师范大学硕士学位论文,2018:6.

6. 咨询师以作品为媒介与来访者交流；

7. 咨询师对来访者的感知；

8. 来访者对咨询师的感知。

如图 1－2 所示，在表达性艺术治疗中，来访者与作品的互动、来访者通过作品与咨询师的互动、咨询师与作品的互动、来访者和咨询师的直接（语言、动作、表情等）互动这四方面的互动尤其重要。

（二）作品提供咨询师与来访者沟通的"第三物"

1. 作品是内心意象的具体化

在表达性艺术治疗过程中，来访者的生活经历、情感、思想、故事、创伤、矛盾、挫折的体验都外化到了作品中，作为"第三物"的作品因此获得了独立的生命力。动作、材料和作品一样，都能向咨询师传达来访者的重要信息。来访者选择什么样的表达形式、表达材料或是色彩；怎样对待自己喜欢和不喜欢的东西；如何开始创作，是一开始沉思还是马上实施；在创作的过程中有没有失误；他如何对待失误等等，这些细节都能展现出每个来访者的独特性。

2. 作品是内心意象的外化

在创作过程和完成的作品中，来访者向咨询师展现了他自己丰富的内在世界，这种具象化也意味着当事人的某些部分能够从心灵的混沌中独立出来，形成一个被观察、被体验的对象。创作过程就是从"我"到"它"的过程。它是来访者内心的投射，作品充分记录了这种投射。从创作意象的产生到意象完整的诞生，就是意象外化的过程，"第三物"的作品蕴含了无数的意义，等待着咨询师和来访者一起做好准备之后去探索和发掘。

三、表达性艺术治疗咨询师的要求

表达性艺术治疗是艺术与心理治疗相结合的产物，所以表达性艺术治疗咨询师（以下简称"咨询师"）在这一工作范畴内所要履行的基本职责相较于一般的心理咨询师也有一定的区别。咨询师除了要履行基本的咨询责任，遵守职业道德和保密原则，还需要：

（一）选择合适的表达性艺术治疗方式

在充分了解来访者情绪状态和心理需求的情况下，根据来访者心理问题的性质、身心发展的水平，与来访者协商选择适宜有效的表达性艺术治疗方式，为来访者准备和提供艺术媒材，促成来访者进行艺术创作。

（二）提供安全和保护性的环境

作为艺术心理治疗过程中的引导者、帮助者，咨询师提供安全和具有保护性的环境，让来访者可以将潜意识中的冲突、情感通过艺术创作的方式呈现出来，咨询师对来访者创作过程所表现出来的内隐的或外显的内容进行交流，为来访者提供必要的反馈、共情和镜映等。

（三）协助来访者澄清和整理

来访者创作结束后，咨询师通过观察、体验、自由联想等帮助来访者重新体验作品中的情感和意义，协助来访者对内心进行澄清和整理。

（四）讨论而不是野蛮分析

咨询师要在充分尊重和理解来访者及其作品的前提下，与来访者一起对作品进行讨论，不能主观判断、野蛮分析，也不能强迫来访者接受咨询师的推断，不能凭借自己的主观经验去解释作品背后的意义，来访者是自己作品的主人，来访者的感觉和判断分析是第一位的。

第四节　表达性艺术治疗在中小学的研究与应用

在中小学，表达性艺术治疗很多时候被称为表达性艺术辅导。

一、表达性艺术治疗的研究

（一）特殊儿童的表达性艺术治疗

国内外有很多研究表明，表达性艺术治疗对特殊儿童具有很好的心理治疗作用。

1. 国外一些针对儿童青少年的研究

"2014 年，米凯拉等人（Michela. G, Cristina. Gallo，& Marika. Vianello）运用表达性艺术团体辅导治疗方式对青少年的人格障碍进行了干预，通过参与音乐与绘画活动，被试之间逐渐建立了信任，开始进行开放积极的对话。通过绘画交流使缺乏自信、语言表达贫乏的青少年们的交流能力与参与度得到了提升。"①

2014 年，思琳·施瓦泽等人（Celine Schweizer，Erik J. Knorth，& Marinus Spreen）总结了表达性艺术治疗运用在自闭症儿童上的有效性。表达性艺术治疗可以触及两个主要的问题领域，即社会交际问题和限制性。视觉与触觉的感官体验，改善了自闭症儿童的社会行为、灵活性和注意力。

2015 年，罗莎琳德·昆兰等人（Rosalind Quinlan，Robert D Schweizer，& Nigar Khawaja）运用表达性艺术治疗对来自中东、非洲和东亚的难民背景的学生进行干预，解决了他们的心理社会需求问题，改善了他们的行为困难和情绪症状。

2016 年，简·西格尔等人（Jane Siegel，Haruka Lida，& Kenneth Rachlin）以减轻住院儿童的压力为目的，对美国加州的住院儿童进行了表达性艺术治疗的干预。

2017 年，特丽萨·凡利思等人（Thetesa Van Lith，Jessica Woolhiser Stallings，& Chelsea Elliott Harris）研究认为，表达性艺术治疗对自闭症儿童的社会技能发展、行为调节、沟通支持和情绪调节有很好的改善。

2. 国内一些针对儿童青少年的研究

国内关于表达性艺术治疗应用于儿童青少年有比较多的研究，这些研究表明表达性艺术治疗对特殊儿童的症状改善有治疗或辅助治疗作用。

---

① 朱怡霖. 表达性艺术治疗在我国大学生心理健康教育中的应用研究[D]. 重庆：重庆大学硕士学位论文，2019：6.

王乃芳[①]基于精神动力学的视角,运用绘画治疗的方式对聋哑儿童情绪管理和人际交往进行了探索。通过前后测对比,发现绘画治疗对于非孤儿聋哑儿童的问题解决和自我安慰数值高于孤儿,绘画治疗适用于聋哑儿童的情绪管理提升。

魏静[②]把音乐治疗的目光转向了流动儿童,她自行设计了一套音乐治疗方案,对重庆市农民工子弟学校的部分儿童进行了干预研究,通过对比得出音乐治疗可以有效提高流动儿童领悟社会支持的能力和主观幸福感水平。

汪红[③]通过电子信息技术与音乐治疗结合,研究开发出了一套用于特殊儿童聆听法的音乐治疗辅具,并运用这套辅具开展了应用研究。经过辅具进行的音乐治疗干预,对自闭症儿童听觉过度敏感和情绪行为表现异常都产生了积极影响,丰富了音乐治疗的方式。

何慧雯[④]以高中的聋哑学生为例,进行了绘画治疗的实例探索,证实了绘画治疗是舒缓压力的良好途径。

张皓月[⑤]对孤独症谱系障碍的儿童进行了实证研究,在运用多种音乐治疗的手段进行实验干预后发现音乐治疗可以提高孤独症谱系障碍儿童的共同注意。

刘茜[⑥]运用奥尔夫音乐治疗,对自闭症儿童同伴关系影响进行了研究,通过两名个案的前后测数据对比,证明了奥尔夫音乐治疗可以促进自闭症儿童同伴关系的发展,提高自闭症儿童的社会交往能力。

陈俪媛[⑦]把超音段特征应用于自闭症儿童语言障碍上,证明了超音段特征可以与音乐治疗进行结合,这一方式对改善自闭症儿童语音语调问题有着显

① 王乃芳.聋哑儿童情绪管理和人际交往的绘画治疗:基于精神动力学的视角[D].武汉:华中师范大学硕士学位论文,2014.
② 魏静.音乐治疗对我国流动儿童主观幸福感的干预研究[D].重庆:重庆大学硕士学位论文,2015.
③ 汪红.特殊儿童音乐治疗辅具的开发与应用研究[D].上海:华东师范大学博士学位论文,2016.
④ 何慧雯.聋哑学生绘画治疗探析[D].昆明:云南师范大学硕士学位论文,2016.
⑤ 张皓月.音乐治疗对自闭症儿童共同注意的影响研究[D].重庆:西南大学硕士学位论文,2016.
⑥ 刘茜.奥尔夫音乐治疗对自闭症儿童同伴关系影响的研究[D].杭州:杭州师范大学硕士学位论文,2017.
⑦ 陈俪媛.超音段特征应用于自闭症儿童语言障碍的音乐治疗个案研究[D].武汉:武汉音乐学院硕士学位论文,2018.

著效果。

杨少芳[①]采用个案研究的方式探索了认知理念指导下音乐治疗法对自闭症儿童的个别化训练。

（二）从特殊儿童到正常儿童青少年

20世纪60年代,艺术治疗已经成为被认可的专业领域。在马斯洛（Abraham H. Maslow）人本主义思想以及卡尔·罗杰斯（Carl Ransom Rogers）"以人为中心"的心理治疗方式的影响下,艺术治疗开始以多元的态势发展。

罗杰斯认为人在本质上是值得信赖的,由于他们本身具备了解自己与解决自身问题的无比潜力,来访者真正地投入治疗关系中,便能朝向自己拟订的方向成长。表达性艺术治疗至此从主要用于心智残障者和特殊儿童的治疗,转到成为普通人追求自我实现与自我成长的方法,用来改善一般人或有心理问题或困惑的儿童青少年的内心障碍,使他们改善情绪和行为问题的症状,促进自我的成长。

同时,表达性艺术治疗不仅不限于个别咨询与辅导,还包括很多团体心理辅导,很多研究表明:表达性艺术治疗团体辅导,极大地提升了成员的自我概念,青少年的焦虑、忧伤、愤怒以及违法行为等也随着时间的推移有所下降。

徐培晨[②]研究发现,对于患有创伤后应急障碍（PTSD）的儿童,常用的谈话治疗无法达到缓解其精神压力的目的,表达性艺术治疗的媒介是视觉符号与意象等人类经验最自然的交流形式,这与儿童想象力丰富、形象思维能力强的特点相吻合,因此表达性艺术治疗成为帮助儿童走出创伤经验的较为恰当的方法。通过绘画、音乐、泥塑、舞蹈或者其他形式的艺术创作,受创儿童都能自由发挥其想象,运用表象来表达自己,抒发内心深处的感受。

沈潘艳、朱小或、辛勇认为[③],对于那些受到地震影响但是没有出现严重心

---

① 杨少芳.具身认知理念指导下自闭儿童音乐治疗方向的个案研究[D].广州:广州大学硕士学位论文,2018.

② 徐培晨.儿童灾后心理创伤治疗的艺术支持方法:以绘画疗法为核心[J].艺术百家,2010,26(S2):258—260.

③ 沈潘艳,朱小或,辛勇.表达性团体辅导对震后儿童心理康复的作用[J].中国心理卫生杂志.2012,26(6),466—470.

理创伤的儿童,表达性艺术治疗可以从整体上有效减少他们的孤独感和交往中的焦虑感,从而提升他们的心理健康水平。

苏哲[1]对低自尊初中生进行了绘画治疗的个案与团体研究,为绘画疗法在学校内的推广提供了参考。

殷友莲[2]通过绘画治疗中的团体辅导,对高年级小学生孤独感进行了干预研究,得出绘画团体辅导对小学生孤独感的减轻是有效的,房树人绘画是可以用于测量的。

李志珊[3]将绘画治疗与留守儿童的美术教育教学相结合,论述了美术教师新的角色定位与组建小组进行团体辅导的重要性。

钱景[4]将心理情景剧应用在高中生人际交往干预中,通过实验前后对照得出,心理剧可以有效缓解高中生的交往恐惧与人际交往障碍。

胡毅[5]将绘画治疗介入留守儿童亲子沟通问题,对个案进行了研究,通过绘画治疗的手段改善了留守儿童亲子之间的不良沟通问题,恢复了正常家庭的相处状态。

王宁[6]对青少年抑郁症患者实施了绘画疗法,探索了这一方式对患者自尊水平、情绪、认知和执行功能的影响,根据干预前后的结果对比得出,绘画治疗可以降低青少年抑郁症患者的负面情绪,提高正面情感和自尊水平。

蒋婧妍[7]以苏州某中学的初一学生为对象,探索心理剧对学生自尊水平的影响,结论表明心理剧是提高自尊水平的有效手段。

总的说来,表达性艺术治疗发展至今,无论在理论研究方面还是在实务研究方面都取得了一定的成果。表达性艺术治疗形式丰富多样,运用越来越广泛,成为心理治疗、心理咨询和心理辅导领域的重要技术和方法,对心理健康

① 苏哲. 绘画疗法对初中生低自尊的干预研究[D]. 重庆:重庆师范大学硕士学位论文,2016.
② 殷友莲. 绘画团体辅导对高年级小学生孤独感的干预研究[D]. 昆明:云南师范大学硕士学位论文,2017.
③ 李志珊. 绘画治疗在留守儿童美术教育教学中的应用与探究[D]. 南宁:广西民族大学硕士学位论文,2017.
④ 钱景. 运用心理情景剧改善高中生人际交往障碍的研究[D]. 南京:南京师范大学硕士学位论文,2017.
⑤ 胡毅. 绘画治疗介入留守儿童亲子沟通问题的个案研究[D]. 南昌:江西财经大学硕士学位论文,2018.
⑥ 王宁. 团体绘画治疗对青少年抑郁症患者自尊水平及韧性的影响[D]. 石家庄:河北医科大学硕士学位论文,2018.
⑦ 蒋婧妍. 心理剧对初中生自尊水平的干预[D]. 上海:上海师范大学硕士学位论文,2018.

起到了很好的作用。

二、表达性艺术治疗在中小学心理健康教育中的应用

表达性艺术治疗除了应用于个别心理咨询和辅导中,可以按照辅导活动设计的结构性、参与人数和目标,将这些团体活动分为心理健康教育中的表达性艺术辅导活动、心理健康教育活动课中表达性艺术辅导的应用、表达性艺术治疗的团体辅导。

(一)心理健康教育中的表达性艺术辅导活动

心理健康教育中的表达性艺术辅导活动内容比较广泛,表达性艺术辅导采用的方式可以多种多样,人数可多可少,可以班级一部分学生参加,也可以全班或全校学生参加,实施内容可以比较宽泛,达成的目标也可以比较多元,很多心理健康教育活动月的活动中可以看到这样的展现。这些活动对辅导老师来说专业性不如团体辅导要求高。下面的活动就是如此:

案例:"无肉不欢"多肉盆景 DIY 活动①

1. 实施过程

对象:上海市育才中学学生。

活动目标:

(1)通过对植物的欣赏、栽培和情感注入,舒缓情绪,收获生命能量。

(2)在自主表达和创作过程中,促进自我的探索、释放、表达和成长。

(3)通过活动宣传,扩大心理健康月的影响力,引发大家对于身边细小但有力的治愈力量的关注。

活动过程:

(1)通过校内海报、微信公众号等多种形式宣传,学生通过课程管理系统报名,在自主规划时间开展活动。

(2)参与同学领取活动材料:多肉植物一株,造型花盆一个,小饰品 2—3

---

① 本活动案例由上海市育才中学刘军、戈逸、华弥之提供。

个,砂石泥土若干。

（3）在老师指导下,按自己的喜好和愿望布置多肉盆景,分享自己的"多肉故事"。

（4）给自己的多肉盆栽起名,并合影留念。

2. 作品解读

图1-3是一位高一男生的作品。他说道:"非常喜欢这次活动!在老师的指导下,我学会了脱盆修根、上盆浇水,最后还进行了装饰点缀。我为自己的作品起名为《小黑的世界》。小黑的世界是一个充满能量的神秘花园,我想以后每当被堆积的作业压得喘不过气来的时候,我可能都会来看看小黑的世界,为它浇浇水,也让自己放松一下身心,汲取一些生命力。"

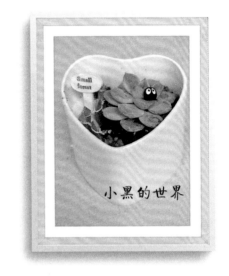

图1-3　小黑的世界

3. 原理说明

很多学生过去没有养过花,觉得这次的经历是一个神奇的过程!把一株幼苗轻轻拿在手中,亲手埋下去的时候,感觉心中有一丝悸动。制作的过程感觉周围的喧嚣渐渐远去,浮躁的心也很快沉静了下来,很喜欢这种专注的感觉。作品让学生看到了内在的期待、美好,产生了很多积极的情绪,植物的成长也给学生带来正向的能量。

表达性艺术辅导活动中具体艺术媒材没有局限,音乐、舞蹈、雕塑、绘画、摄影或者诗文都可以,通过艺术创造和命名解读,将个体的生命经验、思绪和感受具体化,达到内在沟通、心理宣泄的效果,促进心理的整合和成长。

（二）心理健康教育活动课中表达性艺术辅导的应用

心理健康教育活动课程是当前中小学开展心理健康教育的一种有效途径和载体,活动课关注学生当前的心理状态,以学生的心理发展特点为立足点,以学生的心理需要为基础,以培养学生健康心理为主线而设计和组织实施。心理健康教育活动课是运用体验式教学及团体动力的原理,其中表达性艺术辅导的绘画、彩泥、角色扮演、心理剧、塑造游戏等方式被广泛采取。心理健康教育活动课一般整班实施,活动目标聚焦于学生年龄特点和课堂教学目标,设计一节课可达成的目标,其中表达性艺术辅导实施的内容和实施方式都更有目的性、更加具体可落实。

表达性艺术辅导具有非言语沟通特征,可以突破年龄、语言、认知范围的限制,适合中小学各年龄阶段的学生。同时,表达性艺术辅导的各类形式有趣且有效,学生更容易投入心理课堂。心理辅导老师在课堂上可以利用表达性艺术辅导的各类形式,引导学生通过作品来表达自己内心的各种情绪,正视自身的不足与成长,同时老师也可以在学生的作品和分享当中发现学生的消极心理状态,这对于及时了解和掌握学生的心理状态有重要意义和作用。

心理健康教育活动课中表达性艺术辅导活动的运用一般采用以下流程(图1-4):

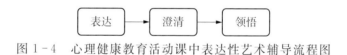

图1-4 心理健康教育活动课中表达性艺术辅导流程图

表达:在心理课上,通过各类表达性艺术形式,学生进行创作,体验创造过程中的感受,并且对作品进行表达,包括对创造过程、作品的内涵和意义、创作制作过程的表达。

澄清:把"作品"作为第三物进行外化,可以观察作品的颜色、形状以及描述作品的创造过程,对作品进行命名,更深入理解象征的特点、象征的意义,以及与自己的生活实际和内心情感的联结。

领悟:心理健康教育活动课有提升学生心理素养的任务,需要促进行为的改善和认知的提升,以及积极和正向情绪的产生,所以经过表达和澄清之后,经常会用另一种方式,如改变绘画,或改变对话的方式,让学生用更整合的方式,更合理地看待心理困惑与困难,更灵活地处理问题情景。教师的教学设计,包括讲解、方法介绍、指导、讨论、头脑风暴、认知辨析等,都是为了促进学生达成领悟与整合。

课例:"害怕"这个家伙![①]

1. 实施过程

对象:五年级学生。

活动目标:

(1)初步了解害怕情绪,体验害怕时的感受。

(2)用绘画的方法,尝试说出害怕,外化害怕。

(3)找出应对害怕的方法,拥有积极的情绪体验。

活动过程:

(1)教学导入,感知"害怕"。

① 请同学们试想一下,在一个黑暗的森林里,一点儿声音也没有,一个人影也没有,迷路的你推开虚掩的一扇门,发现里面漆黑一片,什么都看不见,你们会害怕吗?

② 如果这个房间是你的卧室,你害怕吗?

③ 展示课题:因为熟悉,我们就不会感到害怕,而如果是陌生的地方,又漆黑一片、静悄悄的话,情况就不一样了。今天我们很有必要好好认识、了解"害怕"这个家伙。

(2)主题活动。

① 说出"害怕"。

同学们,你们有害怕的事物或害怕的情境吗?(学生分享)。

教师总结:看来啊,在我们生活中,每个人都会出现害怕的事或物,这是一种很正常的感受。但是你们发现没有,当你们把害怕的东西就像刚才那样说出来的时候,那种害怕感可能会少一些,有没有这种感受?

② 表达"害怕"。

教师:现在请同学们闭上眼睛,想一想:你现在就站在害怕这个家伙面前,它长什么样子? 它有什么特点? 它是什么颜色的? 让这种感受停留一

---

① 此课例由上海市闵行区莘庄镇小学胡艳婷提供。

会儿。

慢慢睁开眼睛，从画笔盒中挑选一种颜色，开始画出你刚才脑海中的内容，画出"害怕"这个家伙。

③ 认识"害怕"。

学生命名自己"害怕"的画。

学生描述及交流自己"害怕"的画，教师追问具体的情境、情绪体验、绘画中的象征含义。

④ 应对害怕。

情境讨论，聆听小熊的故事，讨论情绪调节的方法。

尝试接纳"害怕"。

⑤ 修改绘画作品。

教师：似乎害怕这家伙也没有那么可怕，同学们请拿出你们害怕的家伙那张画纸。再来看看你害怕的家伙，需要在画纸上添点什么吗？选择其他的画笔，进行勾勒，有没有可能成为另一幅作品呢？

学生修改后，继续分享。

（3）课堂总结。

教师：同学们通过这堂课，可以学习尝试接纳"害怕"，与它和平相处。如果你在处理害怕情绪时感到困难，请寻求心理老师或你信任的师长、朋友的帮助。

2. 原理说明

这是一堂完整的心理健康教育活动课，其中应用了表达性艺术辅导中绘画的方式，其课程脉络清晰，比较全面地展现了表达性艺术辅导在活动课中应用的三个环节：

表达：教师让学生用彩笔画出"害怕"，这个过程就是让学生创作及表达，在这之前，教师用了很多方法，包括"请同学们闭上眼睛，想一想：你现在就站在害怕这个家伙面前，它长什么样子？它有什么特点？它是什么颜色的？让这种感受停留一会儿"，这些是教师和同学间关系的建立，让学生回到自己的内心，回忆他经历过的真实情境，促进学生表达。

澄清：这时"画"已经是学生害怕情绪的"外化"，是教师和学生之外的"第三物"了，教师通过让学生命名自己的画，描述及交流自己的画，阐述具体的情境、情绪体验、绘画中的象征含义等方法，让学生对害怕的情绪、可能产生的行为、内在的需求、对情境中的认知有进一步澄清。

领悟：这里，教师先通过教学和学习情绪调节的方法，以及讨论，让学生对害怕的认识有所改变，可以尝试接纳"害怕"；之后通过修改自己"害怕"的作品，添加、勾勒、改变等，让学生对害怕情绪有进一步的领悟，这个领悟使得学生对"害怕"情绪更加能够面对和接纳，害怕情绪得以转变，不害怕和害怕的情绪更加整合，从而能更有效地应对害怕情绪，达成情绪调节能力的提升。

（三）表达性艺术治疗的团体辅导

表达性艺术团体辅导，是将表达性艺术治疗，运用于团体辅导的一种团体心理辅导方法，它将艺术治疗和团体辅导的优势相结合，在帮助成员通过艺术创作促进自我表达、自我觉察、自我领悟、自我整合的同时，又调动了团体动力，使成员在团体中获得支持与成长。

相对于表达性艺术辅导活动和活动课中的应用，表达性艺术治疗的团体辅导参与人数比较少，一般8—12人，不超过20人，活动目标更明确，活动内容更聚焦，且很多团体辅导活动具有结构性，包括热身和结束后的效果评估。结构式团体辅导具有明确的目标以及主题，每一次团体活动的设计都是有程序、有计划、系统性的，教师和团体成员间互动更多，同时更注重辅导过程中团体成员间的交流及团体成员间的关系。表达性艺术团体辅导中对辅导教师的要求更高，需要教师具有比较好的表达性艺术辅导的专业能力，并且教师的敏感性、包容性和对团体动力的把握要求更高。

因为表达性艺术有很多种方式，所以表达性艺术团体辅导有比较广泛的应用，学业困惑、人际困难、自信心不足、职业发展规划等主题，都可以在表达性艺术辅导团体中进行。因为团体辅导中团体动力比较强，对于初高中比较重视同伴关系的学生能够起到更好的效果。

1. 实施过程

对象：10 名留守女生（有情绪辅导需求，甄选七年级 6 人，八年级 4 人，都是留守儿童）。

辅导目标：

（1）通过一系列的主题活动，学生探索自己内在的各种情绪，在团体互动影响、互相学习的背景下，拓展对情绪的感知感受能力。

（2）通过音乐更多触摸内在的情绪，建立与自我内在情绪沟通的通道。

（3）尝试用肢体语言、面部表情等非语言信息表达情绪情感，促进自我表达。

材料准备：

预先选择好光碟、磁带或乐器演奏的音乐片段范例。选择一些表达不同情感的歌曲或音乐。比如一些活泼的舞蹈音乐表达快乐，忧郁的经典作品表达悲伤，古典进行曲表达骄傲和尊严，紧张的音乐（如电影中将要出现的可怕场景时所播放的音乐）表达恐惧，响亮的撞击声音表达愤怒等，如音乐 *Phrase Craze Mixer*。

活动过程：

表 1-1

活动	主题	过　　程
1	初相识 ——聆听弦外之音	一、序曲 1. 辅导教师和学生们互相问好，并简单介绍音乐团体心理辅导的理念和基本方式，介绍本团体的目标是情绪的探索、发现、感知和表达；强调以参与性体验活动为基本规则，不需要音乐基础，初步打消活动参与者的一些顾虑。 2. 请大家调整服装，比如去掉妨碍活动的外套，并且保持开放、好奇的心态，为暖身活动做准备。 二、暖场 1. 学生可以在自己的位置上或围成一个圆圈坐好或站好。如有需要时，个别学生可以来到全体学生前面或圆圈中间作示范。

① 本案例由上海市向明初级中学附属崇明区江帆中学张寒玉提供。

活动	主题	过　　程
		2. 聆听音乐，猜想感受：播放音乐的片段，然后让学生说出音乐给了你什么样的感觉。辅导教师能在播放每种音乐时做出生动夸张的面部表情，这通常使学生发笑，学生对活动很感兴趣，她们从中理解了音乐表达情感的要点。 3. 聆听音乐，表演感受：播放各种音乐，并表演出它们给你的感觉。辅导老师用简单的单一乐器演奏音乐或一首歌曲，尽力去戏剧化地表现，学生的参与度会提高，全体成员轮流做。 4. 分享和延展。一个趣味性很强的活动可以激发很多创造性的表演，将音乐中的情感视觉化地演示出来。例如当听到感人的歌曲时，可以假装哭泣着和离别的朋友挥手再见；当听到令人兴奋欢快的歌曲时，可以开心地跳跃和舞蹈。所有成员轮流到活动场地的前面来表演，或者邀请主动举手的学生来看看谁最能表现出音乐的情感。
2	3、2、1、木头人 ——触摸内在的情绪	1. 所有学生站成一个圆圈，大家都面向圆圈中心，可以看到彼此。 2. 乐起而动。播放表达多种情绪的音乐作品。当音乐开始时，学生必须马上识别出音乐带给她们的感受，并随之表演出来。让学生随着歌曲舞蹈，并让他们表演出音乐中表达的情感。听到欢乐的音乐，要微笑跳跃；听到悲伤的音乐，要表现得缓慢和沉闷等。 3. 乐息而止。当音乐突然停止，她们必须全部静止在刚刚的动作上，仿佛冻结了一般。如果有人动了，就必须坐下退出比赛，这样一直玩到只剩下最后一个胜利者。在游戏中让学生表达一下这些情感：快乐、悲伤、喜爱、愤怒、冷淡、厌倦和兴奋等。 4. 音乐原则。使用同一支乐曲，重复播放和停止音乐几次，让学生有机会学习和适应游戏，并通过舞蹈来表演出音乐所传递的情感。然后更换另一支乐曲。可以从一支行军进行曲开始，让学生在活动场地里迈着行军的步伐，经过几次游戏后，再改换另一支拉丁乐曲，然后再换成低沉的经典乐曲。乐曲种类越多，游戏活动也就会有更多花样，更有趣味性。

（续表）

活动	主题	过　　程
3	走走停停 ——促进情绪理解 和表达能力	1. 每个人在活动场地选择一个自己喜欢的地方站好，要求所有人尽量均匀地布满整个地面空间。 2. 活动场地播放音乐 *Phrase Craze Mixer*，学生听音乐在活动场地里走动，音乐停，脚步停。 3. 同步骤2，教师开始在音乐停顿时加入新的任务。即当音乐响起，学生走动时辅导老师发出指令，音乐停顿后学生按照指令行动；音乐再次响起，学员继续走动，辅导老师继续发出新的指令，音乐停顿后学生按新的指令行动。辅导老师的指令可以包括动作、表情、语言及各种造型等。 4. 辅导老师可以给学生的指令中加入更多的情绪因素。为了让活动顺利进行，可以选择从简单开始，渐渐加大难度。比如，开始可以在音乐停顿时只是让学员原地不动，当学生能够注意到音乐停顿的规律，动作反应非常准确和迅速后再加入指令。指令可以进行分类，由一人完成的指令到两人或多人合作完成的指令；由单一的动作造型到丰富的面部表情，再到两人或多人用表情、眼神进行交流等；最后还可以有语言的加入。 5. 动作造型。 定住不动，变成雕塑（连眼睛都不能动）； 面对另一个人做出生气的表情（可以无奈、愤怒、悲哀、焦虑等）； 面对另一个人做鬼脸； 喊出最喜欢的食物名称； 喊出最喜欢做的事情； 喊出最喜欢的科目……
4	尾声—— 讨论总结与评估	1. 结束活动。 辅导老师可以带领大家进行回顾，思考一下我们每个人平时都有哪些不同的情绪，并将它们进行分类，告诉学生哪些是正面积极的情绪，哪些是负面消极的情绪。带领大家进一步思考和讨论正面及负面情绪通常会给我们行为的影响。 在最后一次活动中，请同学对整个团体辅导进行评价。 2. 评估： （1）是否觉得在训练中学到的内容对自己很有帮助。 （2）是否喜欢团体的气氛。

活动	主题	过　　　程
		（3）是否积极参与到团体中。 （4）在团体中是否感觉到舒服、温暖、有安全感。 （5）是否可以在团体中自在地表达自己的想法。 （6）对辅导老师带领的评价。 （7）团体辅导过程中印象深刻的活动和事件。 （8）团体辅导对情绪的改善。

2. 原理说明

这是一个有结构性、团体人员比较少，虽然次数不多，但是比较深入的团体心理辅导活动，是应用表达性艺术辅导中的音乐疗法与团体辅导活动结合的表达性艺术团体辅导。音乐团体心理辅导的终极目标不仅在于音乐艺术美本身，而且要帮助学生进行情绪的调整、行为的改善、心智的提高以及人格的成长。辅导活动的带领老师，在成为专职心理辅导教师之前，是一名音乐教师，有一定的音乐功底，对本次活动开展有很大优势。

参与团体辅导的 10 名留守的初中学生，家长受教育程度普遍较低，对女生的关心较少，更缺乏对留守女童的情绪关注。受经济发展不平衡影响，很多家长重男轻女封建思想较为严重，尤其是隔代教育的留守女生，在家庭中不被重视，缺失父母亲人的关爱，情绪比较压抑，长期得不到宣泄，容易产生一系列的心理问题，这个团体辅导活动能帮助学生触摸内在的情绪，理解并表达自己的情绪，得到情绪的疏通和抚慰，进而产生更积极乐观的情绪。

活动充分利用音乐载体，将学生引入对情绪的探索、发现、表达、分享与整合的过程，效果明显。在活动中教师做到不让学生感到窘迫或受到过多关注。相反，让学生能够全身心投入，并同时鼓励那些积极参与活动的学生继续努力，助力她们在通过舞蹈表达感情时的出色表现，这样就无形中鼓励了那些害羞的女生。通过活动提高了学生对情绪的感知感受能力。

学生通过活动更多地触摸了内在的情绪情感，通过肢体语言等手段促进自我表达。活动开始时学生都不能打开自己，有的低着头、有的拘谨地笑着不愿意动，活动让学生根据音乐内容做出相应的肢体动作，增加了活动效果。通过一系列的活动，在最后的讨论分享阶段，这些孩子都很愿意敞开自己的心扉，表达自己的感受。

三、教师在表达性艺术辅导活动中需要注意的几个方面[①]

教师在表达性艺术辅导活动中，可以用 MUSIC 来提升对活动目标的达成度和过程中技术应用的有效性。

（一）M——动机 (motivation)

辅导教师在选择表达性艺术活动中，需要考虑学生的参与动机，学生是否喜欢这些活动，这些活动和学生的年龄、兴趣是否匹配，只有学生有参与的动机，表达性艺术治疗的活动才能起到作用。

（二）U——理解 (understanding)

辅导教师需要对表达性艺术的语言：符号、象征、原型具有专业的熟悉度，这样才能通过倾听、共情、讨论、叙事等方法，让学生充分表达自己的艺术作品，通过学生艺术作品的投射和象征，帮助学生理解其内在心理。

（三）S——敏感 (sensitivity)

在很多团体活动中，学生并不愿意暴露所有的心理活动，有的不合时宜的暴露会给学生留下内心的阴影，所以教师在辅导学生活动的时候，需要具有敏感性。

（四）I——整合 (integration)

表达性艺术辅导活动，需要达成促进学生心理成长的目的，不是为了艺术而艺术，教师具有催化和引领的作用，需要促进学生内在冲突、区隔、对立等因素的整合，达成心理品质的完整性。

（五）C——容纳 (containment)

教师在表达性艺术辅导过程中，是一个巨大的容器，能够涵容学生的情绪、行为表现，让学生在教师的安全受保护的容器内，达成艺术作品的创作和表达，获得创作过程的真实体验。

---

① 参考：(英)威格拉姆. 即兴演奏式音乐治疗方法[M]. 高天，译. 北京：中国轻工业出版社，2012.

第二章　绘画艺术

心理治疗大多数是从谈话开始的。从精神分析开始，谈话治疗已经延续了一个多世纪，随着心理学的蓬勃发展，更多元的表达方式被发掘和重视，表达性艺术治疗登上了历史的舞台。因艺术本身具有情感表达、符号象征等功能，因而被越来越多地应用到心理治疗和咨询中，在中小学生心理辅导工作中的运用也大放异彩。

第一节　原理概述[①]

一、概念界定

绘画团体辅导以团体为主要形式，促使独立的个体成员得到有机整合，在此过程中无论是个体或是团体均能得到积极发展的效果。其中，绘画心理辅导是绘画艺术与心理辅导的有机结合，其具备有效促进人的身心及人格健康发展的特有优势。英国艺术治疗师协会（BAAT）把绘画心理辅导界定为：为不善于或不愿运用语言明确表达自己思想情感的来访者，创造一个安全且舒适的环境，帮助来访者通过绘画工具进行创作，进而表达内心的问题与情感，促进自身的成长与发展。

（一）国内关于"绘画心理辅导"的概念

魏旋[②]（2011）将绘画心理辅导定义为"以绘画艺术为主的视觉艺术形式充当介质的心理辅导过程"，他认为，绘画心理辅导源自绘画艺术治疗，考虑在中小学多针对一般心理问题进行辅导，故称"辅导"更合适。

---

① 本部分撰稿人：宝山区教育学院钱婷婷。

② 魏旋.教师绘画心理辅导的实践研究[J].中小学心理健康教育，2011(11)：32—34.

雒力静[①]等人（2011）认为，绘画心理辅导即"让绘画者透过绘画的创作过程，利用非语言工具，将紊乱的心绪、不解的感受导入清晰、有趣的状态，进而将潜意识内压抑的感情与冲突呈现出来，并且在绘画的过程中获得疏解与满足，而达到诊断与治疗的效果"的方法。

李洁[②]等人（2014）将"运用非言语的象征方式表达潜意识中隐藏的内容，与传统心理疗法相比，绘画可以绕过当事人的防御心理，深入揭示主题，触动其潜意识里的人格特征，具有阻抗小、容易接受、新颖、趣味等特点"作为对绘画心理辅导的注解。

俞小梅[③]（2015）认为，绘画心理辅导是一种比较温和的心理辅导方式，让学生在比较温和、放松的环境下释放出内心深处的压力，焦虑、不安、自卑等负面情绪得到了宣泄，有利于提升学生的情绪自我感知与调控能力，提升他们的自尊，促进学生的成长。

吴皖宁[④]（2020）将绘画心理辅导定义为：心理健康教育工作者在心理健康教育中借助绘画这一载体，促使绘画者在绘画中呈现其心理反应，并实现表达自我、了解自我、促进自我成长的一种辅导手段。

（二）欧美地区对于绘画心理辅导的定义

欧美地区对于绘画心理辅导的定义也各不相同。

英国艺术治疗师协会（BAAT）将绘画心理辅导定义为：分组或单独地为来访者提供绘画工具，使用绘画技术作为其主要的表达和交流方式，以此解决可能令人困惑和困扰的情绪问题。

美国艺术治疗协会（AATA）将绘画心理辅导定义为：一种心理治疗的介入方式，通过积极的绘画创作，允许人们进行语言、非语言的绘画表达，去探索

---

① 雒力静,李春报,周爱保,杨娟,何随福.团体绘画心理辅导在完善大学生自我概念中的作用研究[J].中国临床心理学杂志,2011(4):558—560.
② 李洁,黄仁辉,高岚.绘画团体心理辅导对初中生心理耐挫力的干预研究——以自尊为切入点[J].教育学术月刊,2014(10):72—76.
③ 俞小梅.对目前教师绘画心理辅导的实践分析[J].新课程·中旬,2015(4):68.
④ 吴皖宁.小学生亲社会行为现状及绘画心理辅导干预研究——以沈阳市 X 小学六年级为例[D].沈阳:沈阳大学硕士学位论文,2020.

个人的问题及潜能。

（三）我们的操作定义

根据上述定义的主要内容和我们在中小学的实践，我们将绘画心理辅导定义为：心理健康教育工作者在心理健康教育过程中，运用绘画表达技术促进学生自我表达、自我认识、自我探索与自我成长的一种团体心理辅导方式。

二、理论基础

绘画心理辅导的实施过程体现了精神分析治疗、结构化治疗、人本主义治疗等的思想。罗杰斯认为，只有让个体在一个无条件的正向尊重的环境中，他们才能真正地表达自己。在绘画心理辅导的过程中，心理健康教育工作者会给来访者营造一个尊重和积极关注的环境进行创作。对创作的成果根据实际情况可以按照精神分析治疗那样把它作为心理分析的依据和工具；也可以根据结构化治疗，使患者通过绘画发泄能量、降低驱力，从而摆脱心理困扰。

1. 投射理论

绘画是表达自我的工具，是用非语言的象征性工具表达自我潜意识的内容。是很好的心理投射的一种技术。

绘画心理辅导主要是以分析心理学中的心理投射理论为基础。投射是无意识主动表现自身的活动，是一种类似自由意志物在意识中的反映。投射的产物不仅以艺术的形式存在，梦境、幻觉、妄想等也都可以理解为心理投射。

心理投射技术的罗夏墨迹测试、主题统觉测试已经被证明是有效、科学的心理测验及心理咨询和治疗的工具，因此绘画也应该具有此功能。

2. 大脑偏侧化理论

大脑左右两半球具有不同的分工与优势，左半球与抽象思维、对细节的逻辑分析有关；右半球则与图像性的、知觉和空间定位有关，音乐、绘画、情绪等心理机能同属右半球掌控。另外，对精神分裂症脑偏侧化功能异常损害研究发现[1]，精神分裂症患者大脑右半球功能比较亢奋，表现为情感活动异常，主

---

[1] 孟沛欣，郑日昌，蔡焯基，等. 精神分裂症患者团体绘画艺术干预[J]. 心理学报，2005，37(3)：403—412.

要是负性情感的体验。这说明右半球功能损害影响患者情绪机能。因此,绘画疗法认为以言语为中介的疗法在矫治由不合理认知或信念所引起的心理疾病时有疗效,但在处理以情绪困扰为主要症状的心理问题时就显得无能为力了,而同属右半球控制的绘画艺术活动可以影响和治疗患者的情绪机能障碍。

三、绘画心理辅导的作用

绘画心理分析和治疗技术在处理情绪障碍等方面作用突出。绘画是人们最适宜的心灵表达方式,绘画不仅可以处理人们的情绪和心理创伤,而且可以使心理障碍患者的自我形象、自尊或自我概念、社交技能等得到提升①。

绘画作为一种心理辅导的手段具有神奇功用。绘画疗法为人的情绪提供了特有表达的可能,可以将一幅作品或系列作品上的情感合成在一起。绘画治疗是灵活的、多面性的,它可以增进沟通和表达,提供乐趣、掌控感以及成就感,以作画的方式安全地释放毁灭性力量,使心灵得到升华。

绘画心理辅导的干预对象多元。从小学生到大学生、从中心城区到贫困山区、从单亲家庭到留守儿童,均取得良好的干预效果。

1. 绘画心理辅导对学生学习辅导的作用

绘画心理辅导对于学生入学适应、学习适应、考前焦虑有很好的帮助。如:张艳②(2021)运用学校动态绘画在高一新生入学适应的团体心理辅导中取得了很好的效果。何冬妹③(2020)运用绘画分析有效缓解了初三学生的考前焦虑心理,起到改善情绪、提高认知、自我整合的独特作用。

2. 绘画心理辅导对学生同伴关系的作用

绘画心理辅导在提升学生同伴关系技巧、增强学生团体合作能力方面有

---

① 魏源.国外绘画心理治疗的应用性研究回顾[J].中国临床康复杂志,2004(27):5946—5947.
② 张艳.新学期 心适应——学校动态绘画在高一新生入学适应团体心理辅导中的应用[J].中小学心理健康教育,2021(29):47—50.
③ 何冬妹.绘画疗法在中考考前心理辅导中的作用[J].中小学心理健康教育,2020(19):54—56.

很好的干预效果。如：张露允[①](2021)将呼和浩特市某中学同伴关系不良的初中生作为辅导对象，分为主题绘画组和自由绘画组，进行7周的团体绘画心理辅导，结果表明绘画团体辅导有效改善了初中生的同伴关系。刘增辉[②](2021)对小学三年级的357名学生进行了合作能力主题的8次绘画团体辅导，结果表明，实施绘画团体辅导能有效促进学生合作能力的提升。

3. 绘画心理辅导对学生情绪问题的帮助

绘画心理辅导对于解决学生如抑郁焦虑等的情绪问题，甚至对危机干预都有很好的效果。如：徐朔[③](2021)对高中生进行团体心理辅导表明绘画团体辅导对高中生抑郁干预效果显著。毕玉芳[④](2022)运用写意曼陀罗绘画团体辅导方法对大学生社交焦虑进行干预，结果表明，写意曼陀罗绘画团体辅导能有效降低社交焦虑大学生的焦虑水平，提升其自尊和自我接纳水平。徐培晨[⑤](2010)以绘画疗法为例，总结分析了儿童灾后心理创伤治疗的艺术支持方法。康凯等[⑥](2009)在汶川地震3周后，采用绘画心理技术和团体辅导相结合的方式对灾区某中学学生进行了心理干预，研究发现，灾后学生通过绘画，可以表达灾难情境，并且绘画表达的过程能有效帮助宣泄焦虑、恐惧等消极情绪，绘画是一种适宜的表达方式。

在实施绘画心理辅导的过程中，无论学生绘画技巧如何，都可应用绘画方式处理情绪冲突、自我意识等问题，有助于提升学生的自我觉察和心理健康水平。学生在绘画表达的过程中，可以自由表达自己的需求和愿望，这些潜意识层面的需求更容易通过绘画艺术来表达。绘画表达的结果为学生提供了一种看待自己所面临问题的新方式。比如，当学生面对伤痛无力改变时，艺术可以

① 张露允.团体绘画心理辅导对初中生同伴关系不良的干预研究[D].内蒙古：内蒙古师范大学硕士学位论文，2021.
② 刘增辉.绘画团体辅导对小学三年级学生合作能力的促进研究[D].沈阳：沈阳大学硕士学位论文，2021.
③ 徐朔.绘画团体辅导对高中学生抑郁情绪的干预研究[D].石家庄：河北师范大学硕士学位论文，2021.
④ 毕玉芳.写意曼陀罗绘画团体辅导对大学生社交焦虑干预效果[J].中国健康心理学杂志，2022,30(5).
⑤ 徐培晨.儿童灾后心理创伤治疗的艺术支持方法——以绘画疗法为核心[J].艺术百家，2010,26(52)：258—260.
⑥ 康凯,刘凌,杨曦,陈孜.绘画疗法在灾后的应用及作品分析[J].现代生物医学进展，2009(15),2923—2925＋2964.

抚慰学生受伤的心灵。

四、方法介绍

1. 自由绘画

自由绘画主要指涂鸦、曼陀罗等绘画表达方式。从心理辅导或心理治疗的角度来看，自由绘画本身是一种心理表达的途径，是一种无意识的流露，能够让学生不经意地把自己内心的意图、愿望、情绪、认知逻辑、价值观表达出来。本章节将重点介绍通过线条、涂鸦和曼陀罗进行自由表达的三种方法。

2. 主题绘画

在绘画心理辅导的发展中，根据其方法的权威性和典范性，形成了经典主题和非经典主题两种形式。经典的绘画主题有树木画、房屋画、人物画以及三者的组合形式，如家庭或学校动态图、果树、自画像、异性像、雨中人等。除了经典的绘画主题之外，人们在实践中总结出了更加丰富多样、各具特色的测试主题，包括随意画、风景构成画、八张卡片重复测验、九宫格、心理魔法壶、安全岛、曼陀罗、协作画等非经典的绘画主题。本章节将重点介绍情绪九宫格、我的幸福瓶子、跨过这座山三种主题绘画方法。

3. 添画绘画

粘贴画（Collage），是毕加索（Pablo Picasso）、布拉克（Georges Braque）等人所创作的现代美术绘画法之一。日本的粘贴画疗法是森谷宽之在箱庭疗法的启迪下，于1987年5月开发的。箱庭疗法是非常有效的疗法，但是需要准备沙盘和沙具等设备。为了能在没有设备的情况下，也能进行心理辅导和治疗，森谷建议用平面绘画和相片来代替立体的玩具，开创了粘贴画疗法。粘贴画来源于艺术，艺术又来源于生活。因此，在实际运用中，心理老师会采用多种生活中随处可见的媒材完成添画绘画，本章节重点介绍一笔的力量和手印连连看等添画绘画方法。

4. 综合绘画

综合绘画是指通过某种媒材（如某个卡通人物、布条、毛线等）结合自由创作绘画的方式来表达学生内心的情绪和感受,以此达到宣泄情绪、认知升华的目标。本章节重点介绍青蛙的幸福之旅、叶子的世界和织线人生三种综合绘画方法。

第二节　方法与应用

第一部分　自由绘画

案例一:奇妙的线条①

(一)实施过程

对象:初中学生。

活动目标:体验各种情绪带来的不同感受,接纳自己的情绪。

活动过程:

(准备材料:彩笔,A4 纸)

1. 请你根据要求,用线条来表示你的各种情绪。你可以在纸上的任意地方留下这些线条。具体要求如下:

请你选择一种颜色,画一根表达高兴的线条。

请你选择一种颜色,画一根表达悲伤的线条。

请你选择一种颜色,画一根表达愤怒的线条。

请你选择一种颜色,画一根表达平静的线条。

2. 请你仔细观察一下这些线条,它们都代表着你的情绪,现在请你感受一下它们,因为它们都是你的一部分。

提问:

请你说说:为什么用这个颜色来表达此种情绪? 选择这个颜色有什么特别的含义吗? 当你的生活充斥这种色彩的时候,又会带来怎样的变化?

同时,请你观察一下这是一根怎样的线条? 这个线条寓意着什么? 它如果要和生活的具体情景相联系,可能是一个怎样的场景?

---

① 本部分撰稿人:杨浦区教育学院朱炜。

3. 说明。

每一根线条，连接着我们生活中的喜怒哀乐。在你的生命中，它们不仅仅只是简单的线条，它们组成着青春的色彩，组成了生活的多样性。现在请你让它们在画纸中变得更有意义，将它们组成一幅美丽的风景画。

风景画中，可以有山、河流、路、房子等，任由你组合和添加。现在请跟随着你的心，不必在意画的优劣，去绘制属于你的那一道风景吧！画完以后，可以为你的作品命名。

4. 现在请你拿出你的作品，仔细端详一下，和刚才的作品相比，你看到了哪些变化？这幅作品中你最想为大家介绍的是哪一处风景？你的风景画发生在什么季节？当时的天气怎样？在风景画中有没有人？如果有，他/她可能是谁，他/她正在做什么？

5. 总结：我们每一位同学都有创造奇迹的力量，每一根线条都是风景画必不可少的组成部分，正如生活中每一种情绪，它带给我们不同的体验，也创造着我们丰富多彩的生活。

(二) 作品解读

图 2-1：黄色代表着平静；红色是愤怒像心电图一样忽高忽低，紫红色是悲伤，就像崎岖的坡道一样；蓝色是高兴，像海浪一样，时而有高潮，时而有低谷。

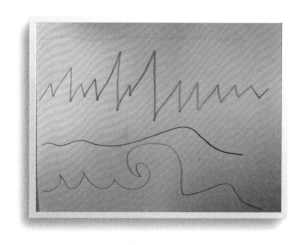

图 2-1

图 2-2：高兴就像在跳跃一样；悲伤就感觉生命暂停了；愤怒时情绪波动非常大；平静时呼吸也变成了一条线。

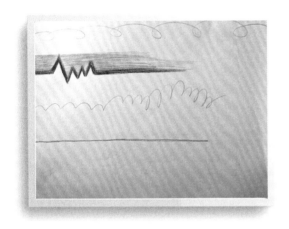
图 2-2

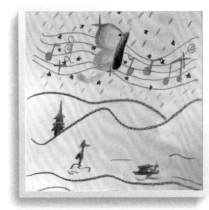
图 2-3

图 2-3 的主题是"风平浪静"。蝴蝶是心情的使者，当失去一种心情的时候，另一种心情又会飞过来。音符是由快乐的线条组成的。愤怒化成了雨滴，流进了泥土里。我们看到的是远山和湖泊，湖面上有鸟和船，最终归于平静。

图 2-4 的主题叫"少年"。海边，一个少年坐在石墩上。他无聊地放着风筝，脸上没有一丝笑容。沙滩上空无一人，太阳下山后，面前的海洋逐渐变得令人恐惧，他看着这个场景，长叹一口气。原来，他因学习感到愤怒、烦恼，觉得世界上一切都是那么陌生。

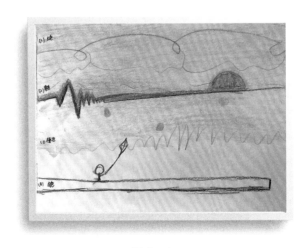
图 2-4

（三）原理说明

上面的简笔画，是用简单的线条勾勒的轮廓，是表现作者意愿的绘画表达形式。在自由绘画中，实施者运用简洁的线条结合从自己的想象中抽取的元素来进行表达。本活动用线条来描绘情绪，让学生可以在较短的时间内觉察和体验不同情绪带给自己的影响，诸如愤怒中的起伏、平静时的稳定。帮助学生识别和表达多种情绪，可以在一定程度上起到放松和调节的作用。

初中学生能较快地通过颜色和线条来表达自己的各种情绪。随后，让学生通过自由组合线条，创作一幅属于自己的风景画。当这些看似简单的线条组成了有意义的风景时，大家不禁感叹这其中的变化。正如每一种情绪都是画作必不可少的组成部分一样，每一种情绪也都是有意义的。本活动如若继续深入，可以让学生挖掘各种情绪的功能和意义，更好地接纳情绪。

案例二:情绪涂涂乐[①]

（一）实施过程

对象:初中学生。

活动目标:宣泄负性情绪，放松心情，发现和创造生活中的美好。

活动过程:

（准备材料:A3 纸、A4 纸、胶水、油画棒）

第一环节:情绪涂涂乐

请同学们调整一下自己的坐姿，让自己尽可能地放松下来。跟着音乐我们慢慢做一个深呼吸，吸气、呼气。随着每一次呼吸，你会越来越放松。请你选择一种颜色，它是你喜欢的颜色，请你用它在画纸上随便涂鸦。你不用仔细思考要画什么，试一试，只需在纸上随便地画。画完了，请你观察一下你的涂鸦画，它的色彩是你心仪的颜色，这种色彩令你放松、惬意。请你找一找:这种令你愉悦的色彩在自然界中可能是什么？也许它是一片云，也许它是一汪湖水，也许它是一朵含苞待放的花……

接着你可以再次选择其他颜色的画笔，这些颜色可以代表你的愤怒、悲

---

① 本部分撰稿人:杨浦区教育学院朱炜。

伤、沮丧抑或是其他的负性情绪。你可以选择一种，也可以选择多种。你选择好了吗？请你拿起其中的一支，观察一下手中画笔，让你的情绪在笔尖自然流淌。现在它们可能是你的愤怒、可能是你的悲伤、抑或是你的失望……我们继续涂鸦，你可以放肆地、大胆地在纸上填涂。我可以听到，笔尖刷刷的声音，它们是如此的自由，在白纸上随性地游走。你可以涂满这张白纸，让画纸上留下你的不悦、你的不满、你的失落。

完成好了以后，请你放下手中的画笔，仔细端详一下你的作品，你有没有新的发现？这是一幅怎样的画？它给你怎样的感觉？

第二环节：情绪撕撕乐

无论它给你怎样的感觉，这些情绪只属于上一秒，因为现在我们要打破它。请同学们将手中的画纸撕成碎片，这是一种告别，所有的负性情绪，我们的不愉悦会在我们手中尽情地撕碎。

第三环节：情绪贴贴乐

下面请你看一看桌上的碎片，它们是无用的、无趣的东西。现在，我们要变身为魔术师，化腐朽为神奇，将这些废纸重新组合，拼贴成一幅有意义的作品。你可以采取以下两种方式：（1）在拼贴前，你可以先想一想，你想要呈现的是什么样的画面，同时，你要给你的作品命名。（2）你也可以在纸上随意地拼贴，等作品完成后，看一看它是什么，再为它命名。

请你开始行动吧！

提问：

你创作的是什么？怎么想到的？生活中有没有这样的场景？

你对自己的作品满意吗？如果还可以添加，你想加什么？

当这些废纸变成如此丰富的画面时，你有什么想对自己说的吗？

在拼贴的过程中有没有遇到困难？如果有，你是如何应对的？

总结：今天对我们来说既是一场告别，也是一次开启。我们告别的是不悦的情绪，因为涂鸦和撕碎本身就是一种情绪的宣泄和释放。同时，也是一次新的开启，开启的是我们的视角，再没有用的东西都有可能有其自身的价值。因为这么多的碎片，才组成我们别具一格的拼贴画。我们用自己的智慧和修复力创造了又一道新的风景。

（二）作品解读

图 2-5：学生解读："爱心是平静，红色是愤怒，蓝紫色的水滴是沮丧。我把喜欢和不喜欢的颜色混在一起，乱涂的感觉很好。"

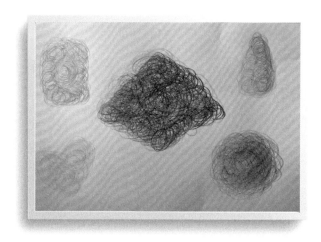

图 2-5

图 2-6：学生在拼贴画完成后，一只栩栩如生的狗映入眼帘。学生表示："这只狗惟妙惟肖，刚才我看到的还是一堆乌压压的废纸。""它可以陪伴在我左右，也许可以帮助我赶走糟糕的心情。"

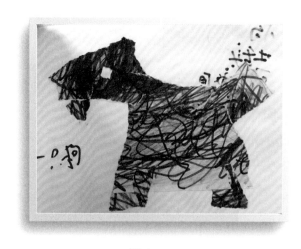

图 2-6

图 2-7 是一个手拿雨伞的少女。学生描述时述说道:"虽然天空有乌云、有雷暴,但是她已经有了准备,雨伞可以帮助她挡风遮雨。"老师问道:"在现实生活中,雨伞还可能代表着什么? 具体可以是一些人,或者是一些事。"她想了想,回应道:"我想是我的家人吧。"

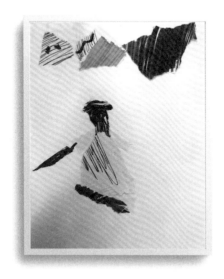

图 2-7

图 2-8 中间的这颗爱心十分醒目,学生说表达了人的心情是复杂的,时而悲伤,时而快乐,时而幸福。在家人和朋友的温暖下,会感到舒适放松和快乐。这颗彩色的心是孩子感受到的爱。在情绪纷乱复杂时,能够用心感受身

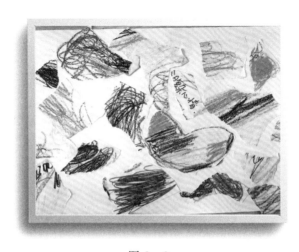

图 2-8

边的支持是非常有意义的事。

（三）原理说明

涂鸦法是美国玛格丽特·南伯格（Margaret Naumburg）首创的一种绘画艺术治疗形式。它是让来访者用铅笔或者蜡笔等在大张的画纸上涂鸦绘画。指导语也非常简单："不用仔细思考，要画什么试试看，就在纸上随便画画。"咨询师邀请来访者观察自己的画作，试着从涂鸦作品中找出图案、形状、人物等，然后在图形上涂上颜色，就此开展讨论。

本活动采用了涂鸦的方式，并且和拼贴相结合，通过涂鸦让学生表达当下的情绪，并将其撕碎重构，达到宣泄和调节情绪的作用。该活动可运用于学生遭受应激事件后的情绪处理，让学生通过非语言表达和宣泄情绪，当原本在学生眼里毫无意义的纸张碎片组合成新的图案时，也意味着重新创造美好。

案例三：指随心动[①]

（一）实施过程

对象：初中学生。

活动目标：

1. 经历曼陀罗的绘制过程，体验自己心境的变化、情绪的起伏。

2. 表达情绪，释放压力，调整心情，促进内在能量的流动。

活动过程：

1. 活动前准备。

简单曼陀罗绘图模板/人（集体提供几种可选），一盒彩铅/人（个人准备），卷笔刀，舒缓的轻音乐。

2. 简单介绍曼陀罗绘画，由此引发学生的好奇心与尝试的欲望。

曼陀罗，在梵语中称作 Mandala，即圆轮的意思。曼陀罗呈现了围绕一个中心点不断旋转、延绵不绝、流动而稳定的特殊结构，蕴含着神秘而圣洁的特质与象征意义。类似的图案还有中国的太极图，也是一个流动、互补而平衡的圆形图案，在不断的变化与转化中寻求万物之间的平衡。

---

① 本部分撰稿人：上海大学附属学校赵霞。

心理学家卡尔·荣格把曼陀罗绘画应用于自我治疗中,很多人会借助曼陀罗调节情绪、稳定心境的功能让自己达到减压、接纳当下情绪、缓解焦虑的目的。

接下来,我们将通过彩绘曼陀罗,试着感受一下自己情绪的状态,舒缓自己的压力,倾听内心的声音。

3. 曼陀罗绘画的创作,进入沉浸式体验。

让大家挑选一张自己最喜欢的花色模板(图 2-9 到图 2-11,黑白打印),根据直觉说出自己最先联想到的一个颜色,体会此时这个花色和颜色带给自己的主要感受与情绪是什么,并且记住它。

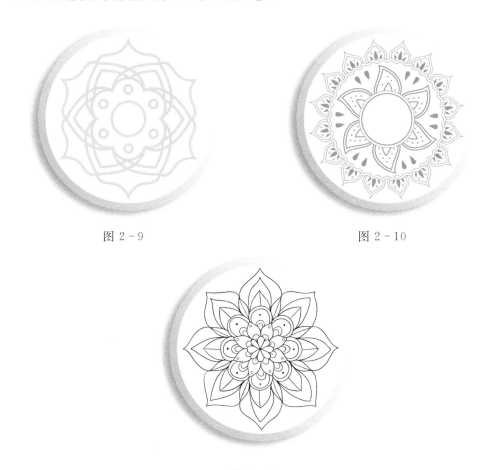

图 2-9   图 2-10

图 2-11

指导语:下面请大家把彩笔全都铺在桌子上,方便取用。涂色的时候,我们不考虑应该如何画,只是跟随自己的感受来涂。在涂色的过程中,你的脑海中可能会浮现出一些画面、一些记忆的片段,或是一些场景,这时,你不需要克制它们,只需要让它们像放电影一样一幕一幕地在你脑海里翻过就好,继续把注意力放在涂色上,留心感受自己的情绪。好,现在请大家跟随音乐,一起来一场情绪漫步!(音乐起)

4. 曼陀罗作品的欣赏与分享。

所有人为自己的作品起个名字后,把作品整齐排放在地上,人围成一个圈,然后顺时针转一圈欣赏里面的作品,再次来到原位后一起围坐在地上。

邀请大家一同思考,并请愿意分享的同学表达分享:

(1)说说自己动手画画前的情绪状态、画画过程中的情绪变化,以及画完后现在的感受。填写学习单(见表2-1)。

(2)你在将来会考虑再次绘制曼陀罗吗? 可能会是什么情况下?

(3)你在这些作品中最有触动的是哪一幅? 带给你的是怎样的感受?

表2-1

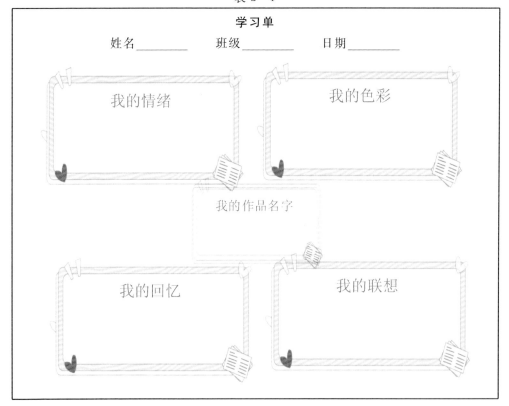

5．教师总结：

这次活动，我们更多的是尝试与自己相处、与自己的情绪对话，学习关照自己的情绪。允许自己有留白独处的机会，允许自己有不舒服的感受，允许自己没有目的性地创造，进而让自己的不良情绪有被表达、被照顾的机会，让我们内心有重新恢复平衡、获得平静与愉悦的机会。

（二）作品解读

图2-12：我的作品名叫作《静候》。画画之前，我的心情不是太好，本身就不太想讲话，所以只是动手画画我觉得挺好的，拿了笔就想静静地涂。涂完以后发现淡淡的蓝色很像我开始的心情，但是里面红色出现以后，我觉得很舒服，有点暖暖的，人也慢慢觉得轻松起来了。

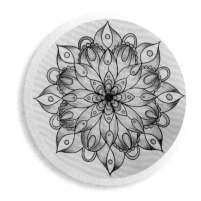

图2-12

图2-13：我的作品名叫作《喜悦》。一开始我就想涂成绿叶，但是叶子也可以变黄的，然后就会跟着想用更多颜色，我觉得我越涂越开心，到最后发现这幅画跟我一开始想的一点也不一样，很有趣。所以我以后应该还会想玩这个的，因为不知道我还会画出什么样的画，难过的时候画它可以帮自己快乐起来。

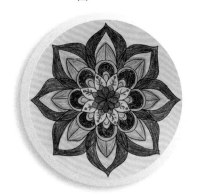

图2-13

图2-14：我的作品名叫作《纯粹的心》。我最喜欢红色了，红色的宝石，红色的花朵，火大的时候，感觉自己就像一条红色的喷火龙。我想用红色来画画，一定可以画出很漂亮的图画来。画的时候我会有烦躁的感觉，但慢慢地觉得平静了，后来就觉得轻松很多了。

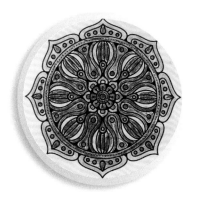

图2-14

图 2-15：我的作品名叫作《深邃的宇宙有惊喜》。我也是觉得越画越开心，一层一层涂的时候，感觉看到的越来越远，最后就想画个天空，有只可爱的小兔子在那里跟我打招呼。

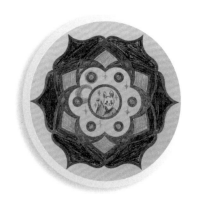

图 2-15

（三）原理说明

曼陀罗绘画借助外在平衡来恢复内心世界的秩序，同时借助内在的表达调整，改善外在的生活体验。本课借助纸张与彩笔，进行曼陀罗结构式绘画活动。参与者不需要任何绘画基础，在一个安全、静逸而放松的环境中，跟随自己的感受与直觉，自由地表达和创作。在这个过程中专注当下的情绪感受，充分表达、释放自己的情绪，以达到心理减压、内在转化与自我整合的目的。

瑞士心理学家卡尔·荣格（Carl Gustav Jung）认为，当人们借助意识、无意识在曼陀罗画中呈现自己的色彩时，会强化对自性的全情投入，并收获自我对于自性的保护，具有正能量地专注在当下的状态。通过曼陀罗的绘画，让我们得到滋养整合，从而促进个体心灵保持宁静、内在得到成长。

第二部分 主题绘画

案例一：情绪九宫格[①]

（一）实施过程

对象：小学三年级学生。

活动目标：感知到自己的情绪，学会更合理地表达自己的情绪。

活动过程：

（准备材料：彩色笔、A4 纸）

---

① 本部分撰稿人：奉贤区肖塘小学张晓燕。

1.导语。

今天我们这节课的主题叫做"情绪九宫格"。其实说到情绪,大家都不陌生,因为我们都是有七情六欲的人。情绪,它是人类心灵世界的窗口,而特别能够表达情绪的是我们的表情,大家看到我们聊天的时候,会使用不同的表情包表达不同的情绪。一个孩子,在很小的时候就已经用他的表情来表达各种各样不同的情绪了,随着我们越长越大,我们的情绪也就越来越丰富。

2.制作。

现在,我想邀请大家来感受一下你现在的情绪是怎样的。我们可以用一个方法来表达,因为大家现在手边可能都会有彩笔,你先去感受一下你的情绪是怎样的,然后你可以用彩笔的某一种颜色来代表你现在的情绪。比方说你可以用红色代表你现在的情绪或者心情,然后思考你为什么会选择红色?希望大家能够用文字的方式分享自己的心路历程。

3.教师小结。

大家用刚才发的表情包以及选择的不同颜色来表达了自己的不同情绪。喜怒哀惧,是四种基本的情绪,情绪并没有好坏之分。比如我们说害怕,它其实是让我们知道界限。情绪会来也会走,关键是我们要看到它,并且认出它。

4.实作。

接下来我们一起利用九宫格来觉察我们的情绪,认出我们的情绪,并且把它给表达出来。

(1)用一张画有九宫格的 A4 纸,上面可以写上题目,如"我的情绪九宫格",然后填上 123456789,九个数字。

(2)轻轻地闭上眼睛,感受你的一种情绪在慢慢地升起。如果你可以给这个情绪命名,也就是给它一个名字,那会是什么呢?是担心、难过,还是快乐?如果让你用一种形象来表达,或者一种动物、一种植物来表达,它又会是什么呢?比如说,有的人会用太阳来表达开心,会用老虎来表达愤怒,你也可以用任何一种意象来表达你的情绪,动物、植物、太阳、乌云、雨都可以。当你想好了,你就可以把你的这种情绪画在九宫格中间第一个格子里面。

(3)当你画完第一格之后,你可以继续闭上眼睛,感受下一种情绪,下一种升起来的情绪是什么？它像什么？就这样依次把你的各种各样不同的情绪画在九宫格里面，我们有 20 分钟的时间可以让大家辨认并表达你的情绪。

（二）作品解读

图 2-16：真想考试考个 100 分啊，这样我肯定开心得飞起来！

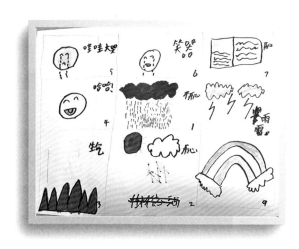

图 2-16

图 2-17：学习中总会遇到难题，也会失败，就像天气一样，有时晴空万里，有时狂风暴雨，但是困难总会被克服，就像风雨过后总会有彩虹一样。

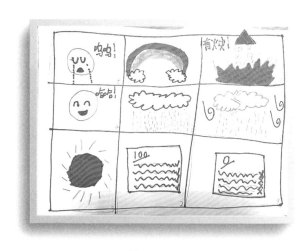

图 2-17

图 2-18：面对考试，心里又紧张又激动，希望自己能考得好一点！

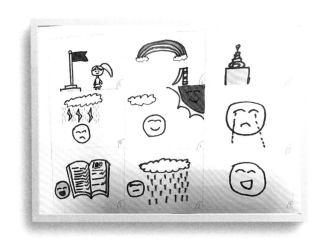

图 2 - 18

（三）原理说明

九宫格统合绘画法是一种简单的投射性绘画方法。其基本形式为被测者在一张白纸上依次绘制九幅大小一致和主题相关的图画，随后对图画进行分析和评定，以此来掌握被测者内心的真实想法和情感。此时绘画的性质是涂鸦，一是不需要专业的绘画水平，只是依据简单的主题随性而画；二是不需要非常慎重的心态，是在轻松、柔和的氛围中随心而画。

教师看到学生的作品时，可以让学生充分表达，如实、如是地去看到和接纳孩子的情绪，怀着一份好奇去倾听和陪伴我们的孩子，不评判，不说教，让学生敞开心扉，这样老师也能真正地听到孩子的声音。

案例二：我的幸福瓶子[①]

（一）实施过程

对象：小学四年级学生。

活动目标：用创意涂鸦瓶子的方式，从多角度梳理自己日常生活中的情绪减压方式；关爱自我、了解自我、接纳自我，让自身能放松愉悦、从而感受到幸福。

活动过程：

---

① 本部分撰稿人：奉贤区肖塘小学张晓燕。

（准备材料：彩笔、活动单）

1. 导语。

"今天你的心情怎么样？是晴天还是雨天？""做什么会让你的心情好一些？"每个人都会有不同的情绪，喜怒哀乐让我们的生活变得多姿多彩。有些同学把情绪都写在脸上，也有同学把情绪藏在心底。

小瓶子能承载很多的东西，当你有心事的时候，就可以选择涂鸦瓶子，来缓解自己的心情，每个瓶子都代表着不同的含义，每个瓶子都有其独特之处，等着你来发现。假如这些瓶子里可以装上任何你喜欢的、使你开心的东西，那你会装些什么呢？也许是一顿让人垂涎的大餐，也许是一套心心念念的图书，也许是一次妙趣横生的旅行。

2. 过程说明。

让我们一起来制作属于你自己的"幸福瓶子"吧！在"学习单：我的幸福瓶子"（见表2-2）瓶子下方写出当你做哪些行为时会让你的情绪好起来，将瓶子涂上不同的颜色，也可以使用更多创意绘画的形式将你的情绪恢复程度表达出来。

表 2 - 2

学习单：我的幸福瓶子

班级 _____　姓名 _____

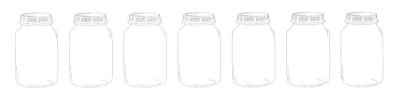

● 欣赏自己的幸福瓶子,有什么感觉?

● 看着其他小伙伴的幸福瓶子,有什么是你也同样喜欢、愿意采用的呢?有什么是你在自己的好朋友需要的时候,能为他/她做的?

(二) 作品解读

图 2-19:作者解读:我觉得画瓶子这个活动特别有意思,涂颜色的过程让我特别解压。涂小瓶子好像会上瘾,我涂完一个之后总忍不住想去涂下一个。

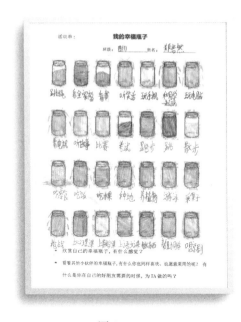

图 2-19

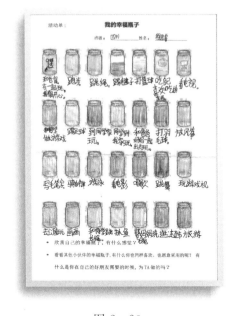

图 2-20

图 2-20:作者解读:我觉得涂瓶子的过程也是一件很幸福的事,你看,这是我"生活中的幸福小瓶子",原来在我的生活中有那么多的美好的事物。

图 2-21:作者解读:我看到很多同学把所有的瓶子都涂满了,可是我还有五个瓶子没有涂,有些同学的方式我觉得我也可以借鉴,当我情绪不好时我就

可以拿出我的专属"瓶子"。

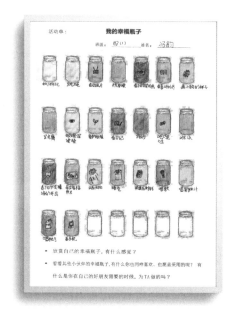

图 2-21

（三）原理说明

积极心理学之父马丁·塞利格曼（Martin E. P. Seligman）和美国密歇根大学心理系教授彼得森一起设计了一个积极干预的方法，叫"三件好事"，其非常简单：每天晚上写下当天发生的三件好事，以及好事的原因。所谓"三"件，是虚指，如果你想起了更多的好事，就可以多写一点，如果想不起来，少写一两件也无妨。重要的是坚持。每天写一件好事，要胜过前两天写十件好事，后三天压根不写。

"我的幸福瓶子"这个活动是将"三件好事练习"和网络正流行的"快乐源泉小瓶子"结合。

实践下来学生们的积极性特别高涨，因为这个活动的操作性还是很强的，每个人都能轻松上手，哪怕你没有很好的美术功底。这个活动一方面可以让学生通过表达性艺术的形式释放自己的负面情绪，另一方面让学生通过回忆，罗列出自己日常生活中处理情绪的方法，让学生意识到自己有很多积极的方式去应对困难。

在回收的作品中,有的同学也发现有些同学调节的方式很少,可能只涂了两三个瓶子,或者有些调节的方式不利于他们的身心健康,对于我们心理老师来说,这是一个让我们去关心这些特殊学生的信号。

案例三:跨过这座山[①]

(一) 实施过程

对象:初二、初三学生。

活动目标:了解挫折不可避免,以及对自己的影响,学会积极应对挫折的方式。

活动过程:

(准备材料:彩笔,学习单)

1. 使用学习单导入。

表 2-3

学习单:跨过这座山

给山命名	山那边	再出发

---

① 本部分撰稿人:杨浦区教育学院朱炜。

如果让你用一些词来形容挫折，你会用什么词来形容？生活中，我们每个人都遇到过挫折，如果把挫折比喻为一座山，它可能有多高，有多大，它是一座怎样的山呢？请你在心中勾勒出它的样子，并把它画下来，并给这座山命名。

提问：

这是一座什么山？能具体描述一下它吗？为什么以此命名？有什么特别的含义吗？生活中，这座山可能代表着什么？

2. 火柴人的跨越。

（1）画火柴人。

请画一个火柴人，刚刚遭遇挫折的他/她心情是怎样的？如果用一种颜色表示此时此刻的心情，它是什么颜色呢？请你记录下这个火柴人，画在左下角。

提问：

为什么用这个颜色来代表火柴人？你觉得此时的他/她在想些什么？面对这样的情绪，可以做些什么？当火柴人看着这座山的时候，你觉得他/她可能对自己说些什么？

（2）跨过这座山。

在火柴人梳理了自己的一番情绪后，我们一起来帮助他/她跨过这座山。

请我们想象一下，他/她如果翻过那座山，山那边可能有什么？请你用简单的符号或者笔触把它描绘出来。

（3）改头换面。

在同学们的帮助下，火柴人有了坚定的目标，他/她要去向山那边。他/她开始出发了，为了让自己有一些力量，他/她想让自己改头换面一下，请你为他/她量身定做。

现在的他/她可能是什么颜色的？他/她可能拥有什么样的装备？他/她的大小有没有发生变化？请你再画一个火柴人，这是准备出发的他/她。请把他/她画在山脚下。

提问：

现在的他/她发生了一些怎样的变化？请你具体描述。

你能介绍一下他/她的装备吗？在生活中，这些装备分别代表的是什么？

这时的山，在他/她心目中有没有发生一些变化？如果有，可能是什么？

（4）继续上路。

TA继续上路，爬到了半山腰，这时的他/她又有点累了，他/她想找一些什么，能帮助自己继续往上攀登。他/她环顾四周，看到了什么？请你把它画下来，它也许是一棵树，一只鸟，抑或是一朵白云……

提问：

请你介绍一下，此时的这座山，增添了一些什么？

如果在生活中也能拥有它们，你觉得它们可能代表的是什么？

（5）到达山顶。

火柴人小憩了一下继续上路，他/她终于来到了山顶。请你把现在的他/她画上去。

提问：

此时的他/她是什么心情，他/她看到了什么？此时的他/她可能在想些什么？再看眼前的这座山，可能会对自己说什么？

3. 教师总结。

每位同学手中的爬山图都记录了经历挫折后的心路历程，可能在山的那边还会遇到另一座山，但攀爬的过程不也构成了一道靓丽的风景。当"心中有目标、情绪能管理、积极找资源、正向赋意义"的时候，我们也会变得越来有力量，眼前的这座山也会相应发生变化。当然，在路途中，万分疲累的自己也可以回头，重新设定目标，整理行囊，再次出发。

（二）作品解读

图 2-22：火柴人爬山的时候就挺高兴的，这座山是花果山。山那边有水帘洞，还有很多同伴。在半山腰，他/她看到了远处的火山，但这些丝毫没有影响他/她眼前的路。因此他/她觉得自己是幸运的。当爬到山顶的时候，他说："飞流直下三千尺也不过如此，哈哈。"这是一种征服的自豪。

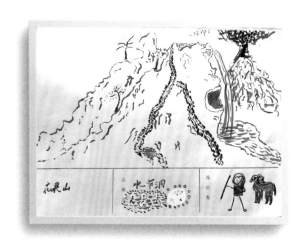

图 2-22

图 2-23:这是一座火山,山上有一棵硕果树。在爬山的时候,小人遇见了许多其他人,他们互相鼓励。再出发时,小人多了一面能够不断认识自己的镜子,这面镜子可以更多看到自己的优点和努力,让小人可以继续攀登。

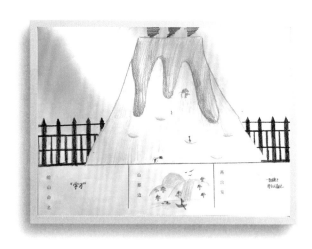

图 2-23

图 2-24:我的挫折是人际交往。在别人看来存在的困难可能很大,但在我看来也可以很小。山上的红色是别人失败以后留下的足迹,我带着他们的精神继续前行。人头上的那盏灯表明他/她有头脑,心是决心和勇气,笑脸是积极乐观的态度。

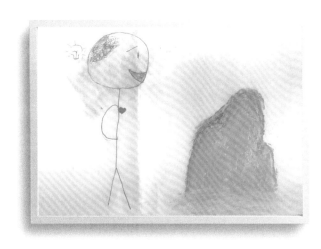

图 2-24

图 2-25:这座山叫作"忧郁山",学生描述小人原本是金黄色的、暖暖的,遇到挫折以后各种"坏情绪"将他/她给包裹了。教师澄清了情绪没有好坏之分,但也肯定了此时的小人感受较糟糕,看上去有些沉重。"嗯。"学生不断点头,并强调了此山的命名,也表示小人在不断地往上爬。山那边的花团锦簇吸引了大家的注意,学生表示鲜花代表着好心情。

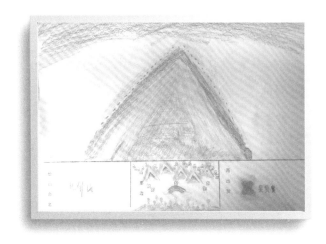

图 2-25

教师注意到山那边依然是群山环绕,但是此时的小人的颜色却有了变化。于是启发学生,小人是如何发生着变化的。此时的他/她是否在接纳自己忧伤的同时,也能够看到五颜六色的彩虹。学生回应道:"山那边也有很多金黄色的小人,是他/她的亲人和朋友。再出发时,我送了他/她三个朋友和象征幸运的四叶草。"

此时学生能够感受到既有对情绪的接纳又有来自身边人支持的力量。学生在山上画了一层星星点点的线条,那是灯火,到半山腰能看到更多的光。她的眼里同样闪烁着光芒。

(三) 原理说明

挫折教育是有意识地利用已有的挫折情景或设置挫折情景,使个体在与困难和挫折作斗争中经受磨炼,以增强应对挫折的意志和能力的一种教育活动,也是心理课中较常见的主题。本活动将挫折比喻为山,通过多格画的形式,让学生感受在经历挫折的不同阶段的认知和行动。在画山的过程中,每个人的描摹也让大家意识到挫折不可避免,人人都会遇到。当挫折山更多以学习、人际交往命名时,中学生普遍面临的挫折不言而喻。

本活动已经设定了教育对象不能采取逃避的方式。教师在教学活动中尝试了两种方式:比较了人物设定为第一人称和第三人称时的不同教学效果。结果表明,当第三人称的他/她出现时,学生们更愿意用旁观者的视角去讲述他/她的故事,帮助他/她完成既定目标。

第三部分　添画绘画

案例一:一笔的力量[①]

(一) 实施过程

对象:小学三年级学生。

活动目标:体验小团体中所存在的个体差异性,每个人都是独特的;学会表达自己的同时也尊重他人的想法,明白君子"和而不同"。

活动过程:

(准备材料:水彩笔、一张铅画纸)

以小组为单位进行,6—8 人为一组。

(1) 每组左起第一位同学开始,选择自己喜欢的颜色的彩笔,在纸上画上

---

① 本部分撰稿人:奉贤区肖塘小学张晓燕。

一个基本图形元素。

（2）顺时针轮流，在第一位同学的基础上添加元素，可以标号记住自己画的那些元素。

（3）其他小组中暂未轮到的同学，先思考画些什么，可以画在自己的草稿纸上，并保持安静，不干扰其他同学。

（4）小组绘画时间共 15 分钟左右。

小组合作绘画原则：不评论、不指责。

（5）小组讨论。

请每个同学说一说自己所画图形的构思和含义。

集思广益，发挥想象，融合小组画中的每个小元素，把整幅画编成一个主题故事，取名并写在正上方，派代表分享。

（6）活动思考。

① 你原来想画的是什么？最后你看到前面同学画的以后，你实际画出来的又是什么？

② 如果不一样，为什么变？或为什么没有变？

在你心里更看重画面和谐还是表达真实的自己？

③ 你从这次小组轮流添画的活动中感悟到了什么？

（二）作品解读

图 2－26，图 2－27：

图 2－26

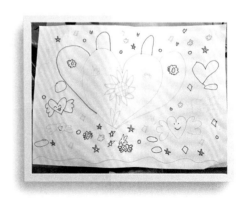

图 2－27

第一个同学画了一个"爱心",后面的同学都在画"爱心"。

我们组里同学们选择的画笔的颜色都是暖色调的,所以感觉画得都差不多,看来下次大家得拿点不一样色调颜色的彩笔才行。

我们小组的成员画得都太零碎了,到处都是很小的图形,所以显得这幅画不是很统一的感觉。

(三)原理说明

本活动构思灵感来源于团体心理沙盘游戏,目前在没有实体沙盘和沙具的情况下,怎样把这种活动形式搬进课堂? 因此,想到在纸上落笔绘画,借用团体沙盘的活动形式,让学生分别在纸上添加元素,团体中的创意碰撞会擦出不一样的火花。

每个团体中的成员所表现的方式各有不同:有的团体画的作品非常规整,每个同学只画一个小小的元素,并且呈现从左到右整齐排列。这种作品凸显的小组成员的心理状态或者小组氛围需要老师及时地察觉。有的同学的元素被别的同学进行添加或者改动了,被"动"的感受又是如何? 需要老师在课堂上进行提问。上台讲述故事的小组代表,是否讲到了每个同学的元素? 如果某位同学的元素被忽视没有讲到,心理感受如何? 你拿到前面同学画的画以后,与自己预想画的风格冲突怎么办? 你最后画上去的是什么? 当你的元素被小组成员构思成一个温暖的故事中的一部分,本来情绪消极难过的你,感到了哪些积极力量? 这些都需要老师们在课堂中及时地捕捉。

案例二:手印连连看①

(一)实施过程

对象:初中学生。

活动目标:开启探索自我之旅,认识自己,充分了解自己的特点和优点。

活动过程:

(准备材料:彩笔、黑水笔、A4纸、4k纸)

1. 请同学们拿出 A4 纸,伸出左手,五指张开,把手放在 A4 纸上,用水彩

---

① 本部分撰稿人:黄兴学校赵思迪。

笔画出自己的手印。然后在自己的手印上，依次完成下面的指令：

（1）在拇指上写下自己对自己外貌特征的了解；

（2）在食指上写下自己的兴趣爱好；

（3）在中指上写下自己的性格特点；

（4）在无名指上写下自己最擅长做的事情；

（5）在小拇指上写下一件自己认为自己还有待提高的事；

（6）在手掌心用一句话来描述自己。

2．请你根据手印内容选择一个你最想搭档的小伙伴，并将你的掌印与他/她的掌印匹配在一起，互相交流自己的手印。请你们在小伙伴手的背面，用一些颜色去表达自己对小伙伴的感受，比如：你觉得什么颜色比较符合他/她带给你的感觉？清新的绿色？热情的红色？还是五颜六色？每一个手指有没有什么独特的地方？请你为这个手掌涂上颜色，并向伙伴说明用意。

3．双方互相交换，拿回属于自己的手印。看了小伙伴对你的评价或感受，你对自己有没有更深入的了解，更新的认识？请你给自己的手印增加一些符号或图案吧，可以表示对自己的想法、自己没有发现的闪光点等等。

4．请同学们现在自由结合，用自己的手印组成一幅更大的手印画吧。可以是两个手印结合的一只蝴蝶，也可以是许多手印结合的一朵太阳花。

5．总结：每个手印图案不论是形状、颜色、内容都是不一样的，这让我们成为独特的自己。也正是由于我们每个人的独一无二，才构成了这个五彩缤纷的世界。

（二）作品解读

作品1：手心手背都是我

图2-28：我对我的外貌特点不太了解，但是我知道自己擅长手工，我觉得我脾气也很好，而且我对自己的英语成绩很自信；在我与我的小伙伴交流后，她说我是一个热情阳光的人，用暖暖的黄色和活力的橙色描绘了我的掌印。我突然发现我的乐观和积极也许遗漏了，我便在黄色底色的基础上，画了太阳普照着万物，因为我可以给他人带来正能量。

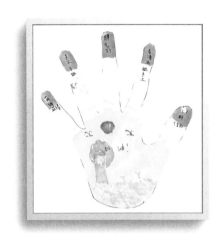

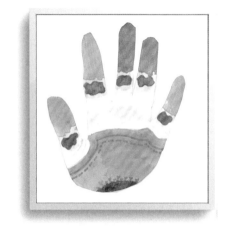

图 2-28   图 2-29

图 2-29：这是我在图 2-28 学生背面的画。看到这位同学的描述，我便对他十分感兴趣。我喜欢他的平静和淡定，虽然他在文字中形容自己平平无奇，但我觉得他这是谦虚的表现，并且通过交流我知道他跑步很厉害，我认为他是一个潜力股，所以我在背面画了绿色，代表他平静的心态，还画了破土而出的幼苗，代表他正在蓄势待发。

作品 2：手印画中画

图 2-30 是"太阳花"小组作品：这幅画的主题是"在春天里"。四个不同的手印就是一朵太阳花，太阳花寓意着阳光与活力。在春天里，万物复苏，草丛里还有小猫咪和小熊，远处有一道五光十色的彩虹和高高飘扬的气球，一切都是那么美好惬意。

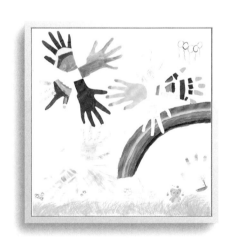

图 2-30

（三）原理说明

仅通过自己的描述，并不能全面客观地了解自己。添画绘画就是在自我认识的基础上，再通过同伴的评价，更深入地探索自己。你在别人眼中是什么感觉呢？也许是一棵小草、一轮红日……这比简单的形容词评价来得更加亲切自然。当同学们收到来自同伴的反馈，就会发现原来自己还有一股未知的神秘力量。通过绘画的方式把这种感受表达出来,也许是一棵正在茁壮成长的小草,是坚忍不拔。也许是一轮普照大地的红日,是阳光活力。当然,本活动不仅仅停留于两两结伴,也可以通过小组分工协作,用不同的手印画,绘制拼贴出一幅更美的风景。就像《在春天里》的独特花瓣,像《手牵手一起走》中环环相扣的连接。世界的美丽是因为每一个独一无二的"我"而存在。

第四部分　综合绘画

案例一:青蛙的幸福之旅[①]

（一）实施过程

对象:初中学生。

活动目标:了解幸福是一种主观感受,引导学生了解影响幸福的相关因素;从积极的角度看待生活中的事物,发现和创造快乐事件,提升主观幸福感。

活动过程:

（准备材料:青蛙卡片、彩笔、青蛙母版空白卡）

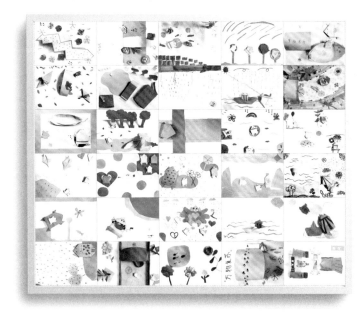

图 2 - 31

---

① 本部分撰稿人:杨浦区教育学院朱炜。

（卡牌说明：青蛙卡牌是学生设计和创作的，全卡共 30 张。课中，每位学生随机发放一张卡牌，就卡牌的内容进行故事的讲述。）

今天，我们的主角是一只青蛙。在青蛙的世界里，它没有靓丽的外表，也没有骄人的成绩，它认为自己的生活并不幸福，所以它打算去寻找幸福。

1. 感受幸福。

提问：什么是幸福？如果让你定义幸福，你觉得幸福是什么？

幸福是一种主观体验，是一种因为满足而产生的喜悦。（满足、快乐、投入、意义）

下面，我们和小青蛙一起，开启一段寻找幸福之旅吧。

这段旅程的呈现，是我们每个同学手上的卡牌，请你观察一下这张卡牌上的图景。

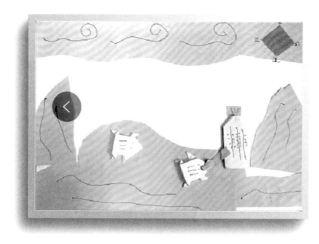

图 2-32

刚刚踏上旅途，小青蛙就有些打退堂鼓了，它看了看周围，觉得这不就是一朵花、一棵树、一片叶吗？

请同学们给这张图施个魔法，让我们主角变成一只幸福的青蛙。既然是一只幸福的青蛙，青蛙眼里的幸福图景是什么？是什么让它感受到了幸福？那么请你用几句话描述一下幸福的图景。

提问：幸福感和哪些因素有关？

......

从个人因素考量,包括:和谐关系、积极视角、掌控感、自主性、目标感、自我接纳等。

2. 再寻幸福。

青蛙在大家的帮助下,发现原来寻找幸福并不是一件困难的事,幸福有时就在自己的体验中,当自己投入热情从事某件事,并能感受到努力就会有意义的时候,幸福感就油然而生。当然青蛙的世界中同样会遇到一些挑战和阻碍。如下图:

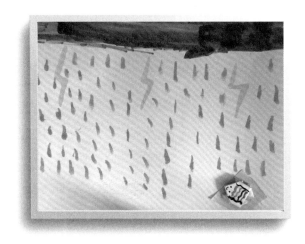

图 2-33

当幸福遭遇挑战时,请大家想一想,这些风雨代表着什么。(想象一下青蛙和我们一样,也会经历考试制度,也要经历青春期的种种困惑。)

当经历风雨后,我们的主角怎样再次寻找幸福呢?

活动:续故事《青蛙的幸福之旅》。

要求:以小组为单位,我们一起作为编剧帮助青蛙再次寻找幸福,故事的开头是这样的:青蛙的生活遭遇雷暴……大家可以启用你们手上的任意卡片(至少3张)补充故事的后续。老师给大家的卡片可能无法穷尽你们的想法,所以,每组还有一张空白的卡片,这张卡片上只有我们主角,大家可以利用这张空白卡,在

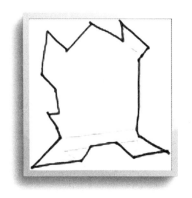

图 2-34

上面画上你们需要的元素,帮助青蛙继续寻找幸福。

提升幸福感小贴士:发现拥有、适切期望、积极定义、肯定价值。

教师总结:我们在帮助青蛙寻找幸福的过程中,也在不断创造着幸福。小青蛙的幸福之旅暂告一个段落(出示青蛙动画"我明白了"),此时的它到底明白了什么,请带着这份思考继续我们人生的幸福之旅。

(二)作品解读

图2-35:青蛙的生活遭遇了大挫折,它感觉自己就像在沙漠中,快要渴死了。这时有个同伴出现,它告诉青蛙即使在沙漠中也可以运用智慧找到水源,仙人掌就是最好的饮料。于是它们携手走出了沙漠。这时的青蛙看到眼前有一只残疾青蛙,可它一点没有抱怨生活,而是在它的断腿上系上了一只漂亮的蝴蝶结……一路上它收获了许多的风景,每一处经历都成了生命中的一道颜色,最后组成了美丽的彩虹。

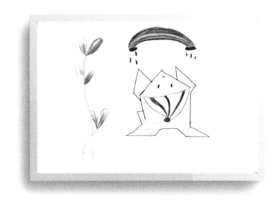

图2-35

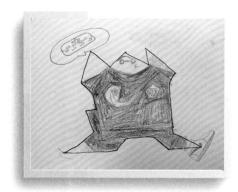

图2-36

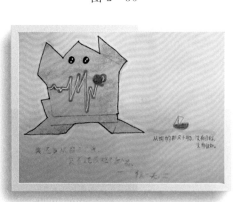

图2-37

图2-36:青蛙穿上了运动服和耐克鞋,拿上了自己的游戏机,它想这一份自由和放松就是幸福吧!

图2-37:我还是从前的那个我,但是内心逐渐归于平静,因为我发现了幸福。每个人的幸福可能不同,对我而言就是有目标、能自知,

我是独一无二的。

(三) 原理说明

伯格指出,叙事"是人们将各种经验组织成为有现实意义的事件的基本方式"[①]。本活动通过拟人化的素材,让学生通过讲青蛙的故事,了解什么是幸福,以及如何去获得幸福。在讲别人的故事特别是卡通人物的故事时,学生往往能够全情投入,投射自己的观点。

本活动的绘画表达部分是让学生绘制自己需要的青蛙卡片,让故事能够按照其需要讲完整。这种添画的方式弥补了原来卡片的有限性,让学生可以根据自己故事的脉络绘制不同的图片。在续故事环节设置了开放性的结尾,让学生在书写青蛙命运的过程中,思考幸福的真谛。

案例二:叶子的世界[②]

(一) 实施过程

对象:初中学生。

活动目标:让学生感受创造的快乐,寻找和憧憬生活的美好。

活动过程:

(材料准备:落叶、彩笔、胶水、剪刀、白纸)

1. 导语。

新学期伊始,我们的心情如何?也许有点小兴奋、也许有点小忐忑。我们希冀着怀抱一份快乐放松的心情迎接新的学期。所以今天,想让同学们想一想生活中有没有那一刻,是你感觉特别舒适、特别放松、特别幸福的时刻。也许它留存于你的记忆中,也许它是你期许的未来的某一刻。下面请你跟着音乐,想象一下这是一个怎样的画面。

请同学们闭上眼睛。如果有这么一个时光机器,带你来到那幸福一刻。你希望是过去的某一点,还是未来的某一瞬。请你跟随着自己的心来到那一刻。那一刻是你想要留住的时光,是你希望永不停止的时刻,它可能是你解完

① (美)阿瑟·阿萨·伯格. 文化、媒介和日常生活中的叙事[M]. 姚媛,译. 南京:南京大学出版社,2000:11. 转引自张怡. 3—6岁儿童叙事性绘画研究[D]. 上海:华东师范大学博士学位论文,2020:15.
② 本部分撰稿人:杨浦区教育学院朱炜。

难题的那一刻、是亲情陪伴的那一幕;可能是一杯奶茶、一顿美食、一次运动;可能是至亲的微笑、高山云海、落日晚霞……那一刻让你感到轻松、惬意、快乐。这是一个怎样的画面呢? 其中有没有人? 如果有,他或者他们是谁? 请你再仔细看看周围,周围有一些什么? 此时的你在做些什么? 如果让你勾勒一下这样的时刻的,你会用什么颜色,什么笔触,我们手中的叶子就是这张画的主角,你可以任意裁剪它、粘贴它,利用它去呈现你脑海中的幸福时光。当然,叶子也许无法穷尽大家想表达的内容,我们可以在拼贴的叶子上任意添画,组成完整的图案。

2. 注意事项:大家不用纠结画面的美感,只要尽可能地表达自己的真实感受就可以。

3. 提问:

请你描述一下自己的作品。如果给你的作品命名,名称是什么?

这个幸福的时刻里都有谁? 当你遇到困难的时候,他/她可能会对你说什么?

日常生活中,你有没有留意过这样的时刻?

当这一幸福时刻呈现在你面前时,你想对自己说什么?

聆听了他人的幸福时刻,有和你相似的地方吗? 如果有,你觉得是什么?

听了他人的介绍,如果现在让你对幸福下一个定义,那会是什么?

当看到这么多的落叶,变更成我们手中的幸福时,你想对大家说什么?

4. 教师总结:这些落叶在我们手中创造了美好。老师为每一位同学点赞,我们每一幅作品都是独一无二的,这是我们的"叶世界"。每个人心中总会有这么一幅画卷,会让你泛起快乐的涟漪,而眼前的这幅作品,是我们回忆抑或是缔造的幸福时光,它也许很抽象,但却很有创意;它也许很普通,但却很珍贵。因为当我们用心去发现,一朵花、一片叶、一个人、一双手、一件物,都可以成为我们幸福的源泉。当你抬头看到这片"叶世界"时,它能让你想到拥有的快乐时光以及在课堂中的轻松一刻。

(二)作品解读

图2-38:这幅作品的名字叫《姐姐》,这是我的姐姐,她笑起来很美。每当

我遇到困难的时候,姐姐总会在第一时间出现,给我鼓励。

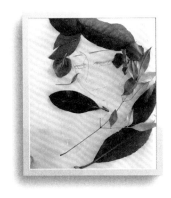 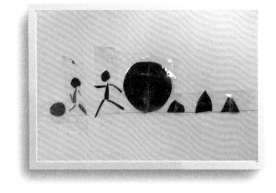

图 2 - 38 　　　　　　　　　　　　　　图 2 - 39

图 2-39:这是我在家乡冬天滚雪球的画面。我和小伙伴们在雪地里打雪仗滚雪球。上海虽然很少有冬天的雪景,但是我也依然有我新的伙伴。我想有朋友就是幸福吧。

图 2-40:这幅作品的名字叫《兄弟》,这是我和哥哥的两只手,我们一人一只手共同托举一件重物,就如我们共同去克服困难一样。

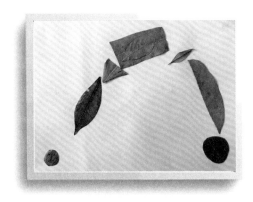

图 2 - 40

(三)原理说明

拼贴画是日本的森谷宽之[1]发展而来的一种绘画心理治疗技术。这一技

---

① （日)森谷宽之.拼贴画心理疗法[M].吉沅洪,译.重庆:重庆出版社,2017.

术的操作要点是在一张底纸上用事先准备好的或者现场剪下来的图案或者文字进行自由的、有主题的拼贴,形成一幅创作者觉得有意义的图画。森谷本人从应用拼贴画开始就一直使用 A4 纸,这是出于应用便利、工作时间等因素的考量。本活动在媒材上使用了树叶这一载体,首先基于秋天落叶在校园内外随处可见,媒材的选择十分便捷,能够引起学生的兴趣。其次落叶本身是废弃的材料,但通过学生们的创造,能够化腐朽为神奇,这一过程本身就能带给学生们震撼——从无用到有用,生活中处处不缺美好。本活动的主题与"生活中的幸福画面"相链接,让学生们在回忆和感受幸福中创造属于自己的"叶世界"。值得一提的是,在学生的作品中,呈现较多的是同伴交往以及游戏、抖音世界,同伴和娱乐成为初中生快乐的源泉,这也为教师的后续辅导提供了依据。

案例三:织线人生①

(一) 实施过程

对象:初、高中学生。

活动目标:通过回顾过去、关注当下、展望未来三个维度,引导学生立足当下,勾勒美好未来。

活动过程:

(准备材料:彩线、胶水、彩笔、白纸)

1. 导入。

如果用一些色彩来描摹你的人生,你觉得是什么颜色? 并说说理由。

现在我们的手中有五颜六色的织线,如果用它们去描绘我们的人生,那会是什么样子? 请同学们用一些符号、色彩、形状、图案等来分别表达你印象中的过去、感受中的现在和期许中的未来。哪一件事、哪一种心情、哪一种体验是你对这三个阶段最概括的表述? 随着生命的成长,岁月的流逝,它们会在你的脑海中慢慢沉淀下来。请你用手中的织线将它们展现出来。你可以将手中的纸等分成三份,如表 2-4:

---

① 本部分撰稿人:杨浦区教育学院朱炜。

表 2-4

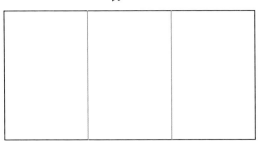

　　三个区间分别表示"过去、现在、未来"三个阶段，也可以在整张纸中将这三个阶段呈现出来。请同学们跟着老师的导语，一起进入我们的活动环节。

　　2. 指导语（伴有音乐）。

　　人的一生由很多个昨天、今天、明天组成。当我站在现在的时间点上，回顾一下过往的种种，那是一种怎样的色彩呢？什么样的场景最能代表过去的生活？什么样的画面是留存记忆最深刻的样子？

　　时间在一点一滴流逝。今天，我已经十二岁了，哪一种色彩能代表我现在的状态。现在的生活令我印象最深刻的是什么？我有怎样的心情？我又有怎样的困惑？我要用最简单的符号和画面表现它。

　　当我打开未来之门的时候，似乎有很多未知蜂拥而入。我也许不能很清晰地知道那是什么，但想到它，我的心潮澎湃，我的心中有一束光。未来的人生是一种怎样的色彩？我期许的美好又是什么样子的？

　　现在，拿起手中的织线，它是神奇的，可以任由我摆出想要的状态，它代表着我的过去、现在和未来。

　　3. 提问。

　　请你介绍一下这幅作品，同时说说你最满意的部分。

　　请你从色彩的角度来呈现一下你的"织线人生"。回答这些色彩分别代表着什么？

　　我们的过去、现在、未来最终可以连接成一条线的，你觉得这三者之间有什么联系？

现在的你想对过去的你说些什么？未来的你想对现在的你说些什么？

4. 教师总结。

请同学们再次观察一下我们彼此的作品，弯弯曲曲甚至可以无限延长的织线是不是和我们人生有些许相似？成长路上我们会经历许多欢笑，也会面对诸多曲折，但我们的未来是无限延展的，也拥有着无限可能。成长的过程中也许有许多问号，但正是因为诸多的色彩和无限的可能，让它们渐渐变成了感叹号。

（二）作品解读

图 2-41：过去我经常一个人在家，所以感受到孤独；现在爸爸妈妈陪我的时间多了，棒棒糖代表着甜蜜和乐趣。生活从蓝色的忧郁变成五彩斑斓。这也是我最满意的部分。未来我用问号来表示，代表着疑问和神秘。这个问号的前面一部分用的是粉色，这也代表着我的梦想。

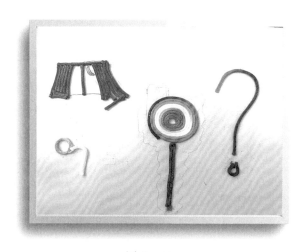

图 2-41

图 2-42：秋千是童年的伙伴，那时的我是天真无邪、无忧无虑的；到了上学读书的时候，我收获了更多的爱，那就是友情和亲情，于是我用两颗爱心来表示；未来我希望自己学业有成，彩虹是美好生活的祝愿。未来的我想对现在的自己说："加油，希望早点戴上心仪的学位帽哦。"

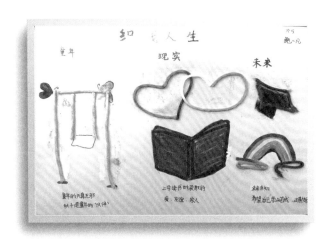

图 2 - 42

图 2-43：童年生活丰富多彩，我被爱包围着；我想现在的生活有明有暗，有开心和不开心；未来对我们来说都是值得期待的，所以我用笑脸来表示。如果说过去、现在和未来的联系，我想那就是我始终都能感受到身边的爱，无论成功或者失败时，都让我心中依然有阳光。

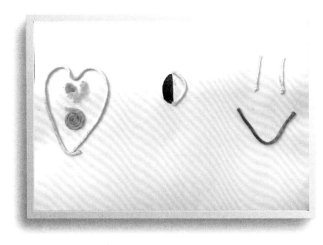

图 2 - 43

（三）原理说明

本活动采取了拼贴画的形式，媒材选取的是做中国结的手工编织绳，也可用毛线代替。按画纸中的区隔数量定义，运用了三分格。横向的画纸给人并列感,从左到右的排列也给人带来纵横的延伸感。可以用这样的方式探索同一个主题的三个不同方面。本课探讨的是生命教育,三分格分别代表着过去、现在和未来。活动中教师通过音乐和导语,让学生尽可能地放松,慢慢在记忆中沉淀一幅幅场景,分别可以代表自己对不同人生阶段的感受和期待。在这个过程中,教师帮助学生体验不同色彩、符号、图案的具体寓意,引导学生挖掘自身资源,激发积极正向的能量。

第三章　制作游戏

游戏是儿童的天性，也是儿童最自然、自发的行为。他们在游戏过程中，借助不同的工具，表达他们的想法和情感，并通过这样的方式把他们的经验、想法和感受与周围的人、世界进行交流。

第一节　原理概述[①]

一、概念界定

（一）关于游戏治疗的一些论述

很多学者都非常重视游戏在心理治疗中的作用。20 世纪 20 年代，精神分析学派学者安娜·弗洛伊德（Anna Freud）和学生梅兰妮·克莱因（Melanie Klein）强调了游戏在心理治疗中的作用，认为游戏提供了治疗儿童时不可或缺的分析素材；20 世纪 30 年代后期，格夫·哈姆比奇（Gove Hambidge）等学者提出了结构性游戏治疗模式，他们认为游戏疗法的重点在于儿童与治疗师要建立起深度联结的关系，并让儿童来主导游戏，让儿童在游戏时重演生活中的情境，帮助儿童将情绪宣泄出来；20 世纪 40 年代，卡尔·罗杰斯（Carl Ransom Rogers）为代表的人本主义学派学者将非指导性方式用于游戏治疗，他们认为儿童情绪或者行为方面出现的问题源自成长过程中遇到的障碍，因此游戏经历本身就具有治疗性，儿童可以自由地用自己的语言、方式和节奏来表达他们的内心世界。

随着游戏治疗的应用和发展，不同流派的学者提出了不同的游戏治疗定

[①] 本部分撰稿人：上海市静安区教育学院杨红梅。

义,较为典型的有两种①:一种认为游戏治疗是一个儿童与一个受到训练的治疗师之间的动力人际关系,治疗师依照游戏治疗的程序,为儿童提供选择过的游戏材料并催化一份安全关系的发展、演变,儿童借由自然的沟通媒介——游戏,来表达和探索自我的目标;另一种则认为游戏治疗是系统地运用理论模式并建立一个人际交往的过程,受训的治疗师运用游戏的治疗性力量去协助个案预防或者解决心理社会困境。

在游戏治疗的方法上,各种游戏材料都会被加以运用:认知行为流派的游戏治疗是在行为治疗方法、认知技术中结合布偶、绘画、橡皮泥以及泥土等媒介,通过角色扮演和实践练习来学会对特定情境的应对技能;格式塔游戏治疗通过一些创造性、表达性和投射性的技术,包括绘画、捏黏土、拼贴画、陶艺、木偶剧等方式,架起通向儿童内在自我的桥梁。

(二) 我们的操作定义

由此可见,无论哪一种流派,游戏治疗都非常重视儿童与治疗师的关系、游戏材料的中介作用、尊重儿童的游戏过程以及治疗师接受一定理论流派的培训。

以此为基础,本章制作类游戏活动是心理教师或咨询师选择纸张、黏土、积木、布等材料提供给儿童,通过与儿童之间建立起安全和信任的关系,让其通过最自然的交流方式来充分表达和探索自己的感觉、想法、经历和行为,以达到情绪宣泄、认知整合和学习技能等目标的辅导活动。

二、理论基础

游戏治疗的理论基础众多,各理论流派都衍生出以游戏为媒介的游戏治疗。其中主要理论有:

(一) 各个理论流派关于游戏治疗的观点

1. 精神分析学派游戏治疗

这一学派认为儿童要在游戏中发泄情绪、减少忧虑,发展自我力量,以补

---

① 朱靓琳.关于儿童游戏治疗的论述[J].吉林市教育学院学报,2012,28(9):122—123.

偿现实生活中不能满足的欲望和需求,从而得到身心的愉快和发展①。治疗师通过观察儿童游戏,收集信息,游戏承担着儿童和治疗师之间交流的中介的职责。他们认为游戏不具有治疗性,而是一种进行儿童心理分析时的必要媒介②,游戏是与儿童建立分析性关系的桥梁、观察的媒介、分析资料的来源和促成顿悟的工具。

2. 结构式游戏治疗

该疗法采用投射性的技术,使儿童以一种非威胁性的、有趣的方式表达出内心深处的情感体验。该理论认为游戏是儿童发泄能量的最佳途径,只要让儿童有充分的游戏机会,就可以达到治疗的效果。因此,要针对儿童各种各样的心理问题和障碍,主动地设计游戏来帮助儿童释放能量。

3. 儿童中心游戏治疗

又称为非指导性游戏治疗,以人本主义心理学理论为指导思想,相信儿童有自我发展的力量。因此,治疗师要和儿童建立起温馨友好的关系,并且允许儿童自由地表达其内心感受,尊重儿童自己解决问题的能力;治疗师可以以富有洞察力的方式向儿童解释他们的情感体验,但不能操之过急,不能企图指导儿童的行为和对话过程。

此外,认知行为主义理论也发展出认知行为游戏治疗,强调儿童必须主动参与治疗,并接触到有关控制掌握以及为自己的行为负责任的问题;治疗师提供结构性的、指向目标的活动,强调这种即兴发挥和结构性活动的平衡。

虽然各种游戏治疗的理论不完全相同,但其中也有着一致的看法:游戏活动本身不是治疗的目的,而仅仅是治疗的一种手段或者方式;游戏治疗中治疗者的态度,以及治疗者和儿童之间建立的特殊性关系起关键作用③。

(二)游戏治疗的疗愈因素

有学者在实际运用的过程中借鉴了各种理论取向,折中地选择了不同技

---

① 刘敏娜,等.儿童游戏治疗的研究进展[J].中国临床康复杂志,2004,8(15):2908—2909.
② 曹中平,等.游戏疗法的历史演变与发展取向[J].中国临床心理学杂志,2005,13(4):114—116.
③ 刘敏娜,等.儿童游戏治疗的研究进展[J].中国临床康复杂志,2004,8(15):2908—2909.

术,并对游戏治疗的疗效因素进行了总结。

美国著名游戏治疗师查尔斯·谢弗(Charles E. Schaefer)认为游戏治疗的疗效因素包括[1]:(1)克服阻抗:由于游戏能够吸引儿童,由此即使那些不情愿的来访者也会在游戏时不自觉地与治疗师建立关系。(2)沟通:游戏是自我表达最自然的媒介。(3)掌控:游戏能够满足儿童探索和掌控环境的需要。(4)创造性思考:游戏鼓励儿童提升解决问题的能力。(5)宣泄:在游戏过程中,儿童可以释放那些一直困扰自己或无法面对的强烈情绪。(6)化解:儿童在游戏时借着情绪的释放可以处理和化解其曾受到过的创伤。(7)角色扮演:在游戏时儿童有机会尝试选择行为。(8)幻想:游戏能够增强儿童的想象力,有助于其了解和应对痛苦的现实。(9)比喻:通过比喻,儿童可以为遇到的冲突或者恐惧找到适应性的解决办法。(10)强化关系:游戏有助于建立积极正面的治疗关系。(11)愉悦:儿童都喜欢游戏。(12)控制恐惧的发展:在系统性脱敏疗法的帮助下,儿童通过重复游戏可以减轻焦虑和恐惧的情绪。(13)竞赛游戏:竞赛可以帮助儿童增强社交能力和发展自我控制。

三、制作类游戏在学校心理辅导中的运用

制作类游戏是游戏活动的一种,指的是儿童通过手、眼、脑的紧密结合,通过处理、操作和组合一些简单易得的工具,制作成为作品的过程。

越来越多的临床工作者开始关注制作类活动的价值,美国临床神经心理学家里维斯曾以编织作为工具,研究编织活动对抑郁活动的影响,里维斯认为编织活动给人类带来一些和冥想相似的有益效应,能够引发大脑释放出多巴胺,增强快乐的感觉[2]。

国内的中小学心理工作者也在尝试将制作类活动运用于不同年龄段、不同地区的儿童,用于个别辅导和团体活动,且开展了一些研究。

刘丽新等[3]将黏土运用于自闭症儿童的精细动作训练,通过六个月的练习

---

① (美)丹尼尔·S.斯威尼.儿童游戏治疗[M].王晓波,译.北京:中国轻工业出版社,2020.
② 李欣宇,等.作业疗法训练器在健康促进中的应用现况分析[J].全科护理,2013,11(24):2281—2282.
③ 刘丽新,等.新发现:黏土美术活动促进自闭症儿童精细动作发展[J].幼儿美术,2021(4):2—8.

和观察发现：自闭症儿童对黏土有浓厚兴趣，他们有表现欲望和自我实现的美感体验；绝大多数自闭症儿童的小肌肉和精细动作有提高，并在认知能力、视觉专注力、手眼协调能力及社会互动性等方面有不同程度的提高。

刘曦[①]在多动倾向儿童的干预训练中，以游戏治疗、手工制作为主对两名个案儿童进行为期 18 个月的干预训练，发现两名儿童的多动症状有效改善，尤其是行为和情绪方面大大改善；儿童参与干预训练的积极性提高。

王云云[②]以学龄期独生子女为干预对象，组织剪纸、拼贴等纸张类手工制作活动小组，研究发现儿童群体的合作情感、合作能力都有所提升。

朱宁[③]等将手工制作活动引入课堂，设计了系列拓展课程，学生在专注学习、克服困难的过程中体验积极的心流状态，并体会到创作的乐趣。研究发现学生的自信心、合作能力得到了锻炼和发展。

王学勤[④]在"手工编织"课程中加入团体心理辅导，并通过前后测发现：在手工编织课程中加入对话模式后，学生进行了互动交流、情感倾诉，身心健康水平有所提升。

总结以上研究，游戏活动在中小学生运用过程中发挥了以下作用：

1. 促进感知觉发展。制作类活动主要调动的感官是触觉、动觉和视觉。

儿童在进行制作的过程中，将感受到每一个工具本身的柔软或者坚硬、粗糙或者细腻、柔韧或者脆弱，这些触觉会带给他们独特的心理感受；同时，他们在制作的过程中，会运用揉、捏、折、抚、剪等多种动作，锻炼自己的肌肉和动作，感受自己的躯体协同状况。

2. 促进情绪健康，获得积极情绪体验。

儿童在制作的过程中，可以通过揉捏、摔打、研磨、撕扯、粘贴等动作和方式，释放自己的情绪，获得平静；他们能够感受到放松、愉快的感觉，并能有创

① 刘曦. 多动倾向儿童干预训练的个案研究[D]. 昆明：云南师范大学硕士学位论文，2016.
② 王云云. 手工小组提升学龄期独生子女合作能力研究——基于"携手共剪"小组的实务[D]. 武汉：华中科技大学硕士学位论文，2017.
③ 朱宁，等. 幸福源自"心流"——制作手作皮具课程激发学生的积极心理体验[J]. 中小学心理健康教育，2019(6)：46—49.
④ 王学勤. 团体心理辅导在高职手工编织课中的应用研究[J]. 学园，2013(27)：70.

造的欣喜感,从而获得积极情绪的体验。他们可能会因为活动主题重新体验到过往的压力经验,有时制作活动本身可能也会让儿童感受到压力,但是在游戏过程中,儿童在安全和自由的环境中通过象征性的活动对压力事件和情绪进行处理,从而获得情绪上的平复和调整。

3. 提高参与度,促进沟通与觉察。

儿童往往容易被活动所吸引,并且自愿进入活动,在放松的状态下进行制作,避免阻抗的发生。在制作的过程中,儿童会将内在的想法、感受、幻想和现实的冲突体现在具体的场景中,一些比较抽象的、被忽略的信息都会在其中呈现出来,让儿童更容易表达,也让成人更容易理解。

4. 强化社会关系,提高合作能力。

在制作和交流过程中,儿童会与周边的场景、周围的人进行互动,提升语言表达能力和互动能力,并在不同观点的碰撞中学会共处。在观摩他人的作品、倾听他人交流的过程中,儿童能够将注意力放在别人的作品上,沉浸在故事里,从而对他人的情绪情感有所体验,促进情感理解。在活动过程中,教师对儿童的制作始终保持好奇,儿童能够在安全的氛围中自由地创作,体验到安全稳定的依恋关系;同时,儿童在制作物品的过程中,也可能会发展出替代性依恋对象,从而修复自己的依恋关系。

5. 实现创造力发展,促进自我提升。

在制作过程中,儿童能够进行创造性思考;在游戏时,儿童有机会尝试选择行为,并且提升问题解决的能力。在制作的过程,他们能够将黏土搓成条或者揉成块,能够把纸张制作成玩偶,从而获得成就感和控制感。同时,他们可以发挥想象力,制作各种物品。

四、制作类活动的方法介绍

1. 纸张类制作活动

纸张类制作活动是以各种纸张、纸材质为主要材料,通过折、撕、叠、揉、画、拼贴等手段进行制作的活动过程。运用纸张可以自由撕纸宣泄情绪,也可以在老师的指导下进行制作记忆盒、制作剪贴簿等活动。本章节主要介绍了小书主题制作和自由剪贴制作活动。

2. 黏土类制作活动

黏土类制作活动是以各种超轻土、彩泥、橡皮泥为主要材料，通过搓、揉、刻、拼、捏、挤、叠等手段进行制作的活动过程。黏土类的制作主题[①]包含了自由黏土游戏、宣泄黏土游戏、压力缓解黏土游戏、自我形象游戏、家庭黏土游戏和黏土隐喻游戏。本章节介绍了面具游戏、回忆制作和家庭水族馆制作三个活动。

3. 其他工具类活动

用于进行制作活动的材料还可以有其他工具，比如积木、布偶、气球、毛毡、硬纸板、纽扣，乃至各种各样的玩具等。海德·卡杜森（Heidi Gerard Kaduson）等在《游戏治疗101》介绍了灵活运用各种工具，融合想象、说故事、绘画等多种方式，和儿童一起开展工作的方法。本章节介绍了积木搭建、纽扣活动、布偶制作共四个活动。

第二节　方法与应用

第一部分　纸张类制作

案例一：我的收心小书[②]

（一）实施过程

对象：中小学学生。

活动目标：

1. 通过小书的制作和创作过程，调节波动的情绪，释放压力，静心起航。

2. 激发个人自主性和创造性，体验创作过程所带来的愉悦感和成就感。

活动准备：一张 A3/A4 白纸、一把手工剪刀、一支水笔、若干彩笔，轻音乐。

---

① （美）查尔斯·谢弗等. 游戏的力量[M]. 张琦云，等，译. 北京：中国轻工业出版社，2020.
② 本部分撰稿人：上海市徐汇区高安路第一小学黎志辉。

活动过程：

1．设定小书的主题。

以"静心启航"为主题，围绕假期过后如何让自己快速收心更好地适应新学期来展开。

2．设定小书的基本架构。

（1）讨论并设定小书的章节内容：通常包含"回顾过去"（有开心也有遗憾）、"静心起航"（新发现和新的力量）、"描绘新的愿景"（美好憧憬和期待）等几个部分。

（2）表达方式：可以用线条、颜色、形状等抽象的符号，也可以用具体的图画、文字或文字云等来表述。比如，收心小书里的涂画心情部分，我们可以这样引入："请选择你想要的彩笔，画一画你现在的心情，可以是很具体的某个物品、事件或人物，也可以是很抽象的线条、形状、颜色或其他，总之只要能代表你现在心情的内容都可以。"

（3）预设篇幅：整个小书篇幅预设为8小页，即将一张A3白纸平均分成8小份。

（4）创作要求：小书要求以图文并茂的形式自由灵活创作，可以是线条、形状、颜色、构图、剪贴等各种方式，可以是抽象的也可以是具体的，还可以九宫格的形式呈现。

3．完善我的小书。

（1）试着给小书取个名字。

（2）美化和装饰小书的目录、封面和封底。

附：小书的手工制作步骤

1．将一张A3或A4长方形白纸平铺在桌面上。

2．先沿着短的一边对折，然后沿着长的一边对折、再对折；将白纸打开（这时我们的白纸上会呈现出8个大小相等的方格）。

3．用尺片沿着白纸中间上半部分撕开（注意撕到中点位置，停下），再向左右两边各撕开一个格子的长度（注意不要撕到底），然后展开。

4．将撕开的格子向两边打开，沿着折痕向内、向上翻折，再翻折，最后折成一本小书。

（二）作品解读

图3-1和3-2是学生作品合集与封面。小书的名称叫《我的开学收心小书》，基本上包含假期回顾、校园新发现、新学期愿景、计划安排、检查评估、留白和祝福语签名等几个章节内容。创作小书的过程正是让学生慢慢静下来与自己好好相处的调适过程。它能让学生的步伐慢下来、让浮躁焦虑的心情静下来；它能激发学生个人自主性和创造性，释放被压抑的情感经验，增加往内专注思考的渠道；还能体验小书制作过程所带来的愉悦感和成就感，从而更好地开启新学期的学习和生活。

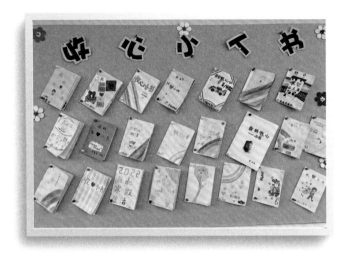

图3-1

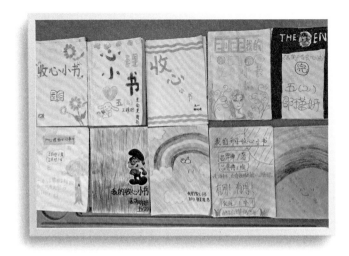

图3-2

图3-3在这本小书里,学生把校园生活当成是自己的心能量,在回顾校园愉快生活时,回顾了自己和朋友一起愉快游戏的场景。对她来说,提升学习素养是新学期的重要目标。

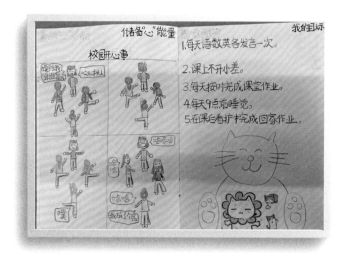

图3-3

图3-4和图3-5是同一个学生小书中的作品。这个学生的寒假印象和冬奥会、体育运动有关,因此,新学期她除了在数学学习上有目标以外,还希望增加体育锻炼,在篮球运动技能上有所提升。

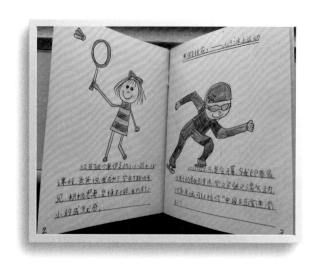

图3-4

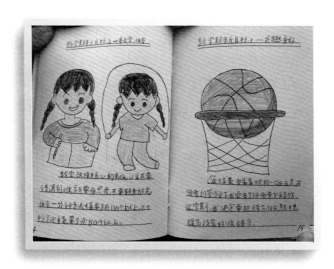

图 3 - 5

（三）原理说明

小书是指用一张 A3 或 A4 白纸手工制作成可以翻阅的小册子。收心小书，顾名思义是指小书的内容和功能兼具收心和静心之效果。制作小书活动主要是指通过做手工小书、策划小书章节内容到完成小书作品这一独立、自控、专注的创作过程。它能让儿童在逐渐慢下来静下来的同时探索和表达自我，从而达到缓解压力、促进自我探索、增强洞察力、提升自我管理能力的目的；还能体验到创作过程所带来的愉悦感、满足感和成就感，激发个人自主性和创造性，促进个人成长。因此，制作小书游戏除了可以运用于长假后的开学心情调适外，还可广泛运用于自我认识、情绪管理、学习管理、同伴交往、假期生活管理以及职业规划等主题实践活动上。

在手工制作小书环节，教师可以先示范，确保学生会做。在创作小书内容环节，教师只要讲清楚小书的主题、目标以及大致架构，要留给学生更多的表达和创意空间；同时营造安全温馨的环境，让学生慢下来，与自己好好相处。

案例二：剪贴未来[①]

（一）实施过程

对象：中小学学生。

---

① 本部分撰稿人：上海市徐汇区高安路第一小学黎志辉。

活动目标：

1. 通过剪贴图画，看到自己的潜能和优势，激发对未来的美好憧憬和向往。

2. 通过故事创作，提高对自我的觉察和认识，完善对"未来的我"的积极探寻。

活动准备：一张 A3 白纸、一把手工剪刀、一瓶胶水、一盒彩笔、若干有彩色图片的杂志。

活动过程：

1. 依据主题挑剪图片。

（1）以"未来的我"为主题导入。

教师：(播放轻音乐)同学们，请轻轻地闭上你的双眼，跟随老师登上时光穿梭机，我们一起穿越时光的隧道，去探寻未来的自己长什么模样？生活在怎样的环境里？从事何种理想职业？又会遇到哪些事情？……

（2）挑剪图片。

教师：请轻轻地睁开双眼，听从自己内心的声音，从身边的彩色杂志上挑选你想要剪下来的图片，用剪刀将其一一剪下来。

（3）从剪下来的图片中，选取其中的一幅图作为"主角"。

2. 围绕主角拼贴图画。

（1）围绕"主角"将剪下来的图片在一张 A3 白纸上进行拼贴，可以适当地用彩笔增添一些图画或文字。

（2）听从自己的内心，拼出自己最想拼的画面。

（3）给图画取个名字。

3. 围绕图画创作故事。

（1）仔细观察拼好的图画，在学习单上写下所拼图画的故事。

（2）交流分享。

表 3-1 《剪贴未来》学习单

《剪贴未来》学习单	
班级_____ 小组_____ 姓名_____	
【拼贴画】	故事:<u>未来的我</u>

(二) 作品解读

图 3-6 的作者是一名五年级小学生,她通过挑剪、剪贴、涂画和故事创作等活动环节将"未来的自己"清晰地呈现了出来:她未来想要成为语言学领域的教授,希望自己将来能掌握多国语言,并通过辩论、交流、演讲、对话等将语言文字发扬光大。

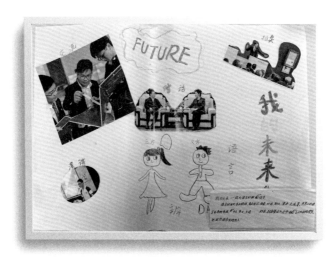

图 3-6

（三）原理说明

剪贴未来就是指以"我的未来"为主题,通过对图片的挑剪、拼贴,以及图画故事的创编过程,引导学生探索未来的自己是什么模样、生活在什么样的环境、从事什么样的理想职业等等。它不但可以让学生表达自己的情感和想法,还能强化正向的自我概念、提升自尊,享受作品带来的愉悦感和成就感,而且在创编故事的同时还可能会获得一些人生顿悟。

小学阶段是学生自我意识萌芽和发展的重要时期,随着儿童的身心成熟与社会参与,其自我意识也经历了从"生理我"到"社会我"再到"心理我"的发展过程,而自我实现更是一种了解、接纳、发展和表现自己的历程。启发学生大胆想象并剪贴描绘"未来的我",可以提高他们对自我的觉察力,让他们看到自己的潜能和优势,激发其对未来的美好憧憬和向往。因此,该活动通常适用于中小学生对生涯和自我意识等主题的实践活动。

在实施过程中,教师要先设计好游戏的导入环节。游戏导入环节的引导和课堂氛围的创设很重要,它直接关系到能否顺利打开学生的想象之门,让学生能够穿越时光隧道畅想未来的场景。其次,在剪贴画创作过程中,教师不要轻易去指导学生,以免打断学生的思路,留给学生充足的时间和空间。最后,在分享环节,可以先组织学生小组分享,然后小组选代表分享,注意分享时多倾听、不批评;分享完之后,让学生将作品拍照封存。

案例三:正方形旅行记①

（一）实施过程

对象:小学高年级、初中低年级学生。

活动目标:

1. 在活动体验中,感受变化,发展应对变化的能力。

2. 增强心理弹性,提升生活适应能力。

活动准备:每人一张彩色卡纸,一张白色 A4 纸,一盒彩铅,一卷双面胶,一些漂亮的珍珠或纽扣。

---

① 本部分撰稿人:同济大学附属七一中学金小燕,上海市市西初级中学何菊美。

活动时长:25分钟左右。

活动过程:

1. 课前说明。

今天我们将开启一段纸上旅程:每人准备一张彩色卡纸,一张白色 A4 纸,一盒彩铅;我们在活动中需要用分数来表达自己的满意程度:分数段为 0—10 分,0 分代表最糟糕的感觉,10 分代表最满意的感觉。

2. 旅程活动。

第一步:将这张彩色卡纸剪出一个边长为 10 厘米左右的正方形。这个正方形是我们这次纸上旅程的主人公。请为它取个名字。(教师以"小方"代名)

教师提问:

(1)第一次与小方会面,你的心情如何? 请在白纸上方标注你的情绪分数吧。(教师选一些学生分享情绪分数的具体含义)

(2)向往自由的小方,计划进行一个为期七天的旅行。

第二步:小方背着行囊出发啦。

(1)第一天:

① 小方在旅途遇见了一座高山,摔了一跤,摔成了 5 片。

② 请标注你现在的情绪指数。(教师选一些学生分享情绪分数的具体含义)

③ 请你帮助小方恢复一些能量。请把小方贴在 A4 纸上,可以用彩铅做一些美化。(时间 3 分钟左右)

④ 提问与分享:看着现在的小方,你的心情如何? 请标出你的情绪分数。(教师选一些学生分享情绪分数的具体含义)

(2)第二天:

重新出发的小方,旅途中又遇见了一条大河,它的状态受到了一些冲击。(请用揉、搓、捏、撕等方式处理一下小方)

① 标注你现在的情绪指数。(教师选一些学生分享情绪分数的具体含义)

② 请你帮助小方恢复一些能量。可以用彩铅做一些美化。(时间 2 分钟

左右）

③ 请标注你现在的情绪指数。（教师选一些学生分享情绪分数的具体含义）

（3）第三天：

① 你觉得这一次小方在旅途中会发生什么？（学生分享）这一天非常顺利，什么都没有发生。

③ 请标注你现在的情绪指数。

（4）第四天：

小方继续它的旅程。一位孤独的小仙女遇见了小方，很开心，他们结伴旅行了一段路。分别的时候，小仙女送给小方一些漂亮的纽扣和珍珠，作为礼物。

（拿出准备好的纽扣或珍珠）

① 请你用纽扣或珍珠，借助双面胶和彩铅等辅助工具，美化小方。（3分钟左右）

② 看着现在的小方，请标注你的情绪分数。并分享此时情绪分数的含义。

第三步：回顾

看看我们标注的所有情绪分数，说一说：你的情绪分数经历了什么样的变化历程？ 并分享情绪变化的原因。

猜一猜，接下来，小方的旅途中会遇见什么？（学生分享）

第四步：完成与告别

请你写一段话，送给小方，作为小方的旅程纪念。（3分钟左右）

学生分享。

3. 总结。

生活是一趟漫长的历程，旅途中我们会遇见许许多多不同的风景，有波折，也有惊喜。让我们一起保持弹性，迎接挑战，享受人生每一段旅程。

（二）作品解读

图3-7：这个故事创作者是一个二孩家庭中的男孩，他主角设定有两个小方，分别取名为天篮子（图左）和天金子（图右）。他们在第一天遇到大山碎裂

后，天金子变成了有翅膀的鸟，可以自由飞走，天篮子变出了两个拳头，既可以击碎阻碍他的石头又可以继续攀爬高山。在第二天遇到大河的阻碍时，天金子又可以载着天篮子，他们互相商量着冲出困境。在后来的日子里，他们遇到了新的朋友天青子（图中），共同踏上新的路途，后续还有更多有趣和充满挑战的关卡等着他们。

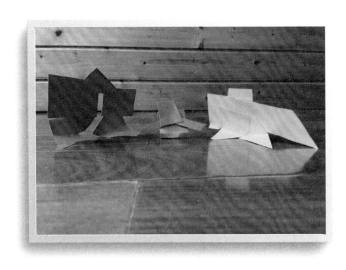

图 3-7

这个故事的创作者在给创作主角取名后的打分为 10 分，在主角遇到大山碎裂后的打分是 3 分，分别修复蜕变成天篮子和天金子时的打分为 10 分，在第二次遇到大河困境时，他直接打分 10 分，表示有了之前的经验就不害怕了，后续主角遇到新的朋友，都打了 10 分。创作者非常愉悦和充满力量感地完成了整个故事的创作。

图 3-8、图 3-9：这个作品的创作者给他的正方形起名小红。小红一开始摔成五片，有四片形状基本一样，重新修复的时候就组合成了盔甲，还有一片被画成了笑脸，变成了新的模样。面对不断出现的困难，小红需要不断升级，创作者给它加上双脚，便于行动；创作者为小红配置了喷气背包，帮助它飞过高山河流；还配上电子设备可以及时求救或者查询天气、地图等信息帮助它渡过难关；还帮它配上了帽子，除了帅气可爱外，也能遮点风雨；也给它配上了宝剑，赋予它勇气，把困难击退。

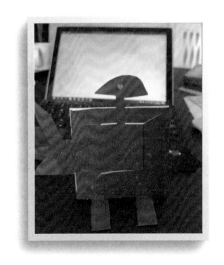

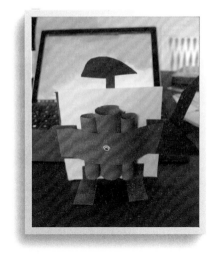

图 3 - 8　　　　　　　　　　　　　　　　图 3 - 9

故事的结尾，小仙女想对小红说："小红，你度过千难万险，通过困难磨炼自己，变得越来越强大。恭喜你遇到了我，在此发奖状以示祝贺，证明你成功通关，还解锁了隐藏成就'愈战愈勇'，送你一朵小红花。"

这个故事的创作者在给创作主角取名后的打分为 9 分，在遇到大山碎裂后的打分是 6 分，后面的打分也都打了 10 分。他对自己可以不断给小红升级添加装备表示非常开心。

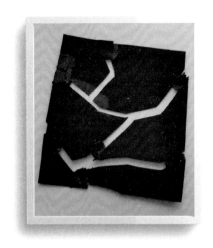

图 3 - 10

图 3 - 10 的创作者在修复小方的时候，选择基本恢复到原本的正方形样子，只是他选择留出一些空间，在修复处也准备再做一些创作，让伤口也成了小方的勋章。

图 3 - 11 的创作者发现在第一关修复小方使用的胶带正好成了它的防水服，帮小方渡过了后面接二连三的难关。这些充满隐喻的表达，都让小方的故事富有治愈力。

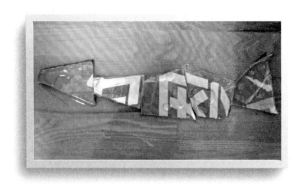

图 3-11

（三）原理说明

该活动受广灵路小学董旭老师心理课"'完美'的表达"启发,以正方形纸张为工具进行制作,引导学生体验成长变化。在制作的过程中,学生可以用揉、搓、撕、捏、折等方式来表达各种挫败的经历,也可以用珍珠、胶水、粘贴等方式来表达修复与成长。在创作表达的过程中,学生可以在安全的氛围中投射自己的经验,也可以在较短的时间内觉察过往的经验带给自己的影响,可以在一定程度上起到放松和调节的作用。

在活动最后,学生再次回顾整个活动的过程,回看正方形的变化以及自己的情绪体验,并以对作品进行命名、赠送寄语的方式,表达成长变化的感悟。在课堂活动中,那些曾经被揉皱、撕碎、破裂的纸张组成了有意义的图案和风景,这些都带给学生很积极、正向和重要的经验,同时,这些体悟都来自学生自己,是内在真实的表达,也会留下深刻的印记。

第二部分　黏土类制作

案例一:寻找我的人格亮色①

（一）实施过程

对象:小学、初中学生。

---

① 本部分撰稿人:上海市奉贤区华亭学校王一萍。

活动目标:

1. 以安全的方式进行自我探索,并觉察自己的感受。

2. 寻找自己的特点,整合对自己的认识,接受多样的自己。

活动准备:面具、羽毛、彩笔、彩泥、学习单(表3-2)等。

表3-2 "寻找我的人格亮色"学习单

	外	内
1. 如果取个名字,我叫他_____		
2. 我的面具亮色的地方是什么?		
3. 我感觉到_____(喜欢/舒服/不喜欢……)的地方		
4. 小伙伴注意到的地方		
5. 我联想到生活中		

活动过程:

1. 设计装饰正面的面具。

(1)提供材料:面具(每人一个)、彩泥、水彩笔、羽毛、毛线等装饰品若干,双面胶或白胶。

(2)提供学习单。

(3)想一想:你是运用了什么材料和图案来表现你的面具的?

制作面具的时候,你有什么感受?

设计和制作面具的过程你感觉快乐吗?

这个面具反映了你什么个性?

2. 表现面具内面。

想一想:你有没有展示给别人看你的内面? 当时的感受是怎么样的?

你愿意给别人看你的内面吗?

3. 交流与分享。

小组交流后,派代表交流活动心得。

(二)作品解读

图3-12:学生完成面具外面的装饰后,在介绍自己的面具时说:"我的面

具用了我喜欢的颜色,因为我有很多的爱好。也代表了我的课余生活很丰富。"老师这时发现面具上的眉毛用了不一样的颜色,就问:"这个是你特别设计的吗?"学生特别开心地回答:"是的。因为我喜欢我们家的猫咪,它的眼睛就是两个不一样的颜色,这样看上去很神秘的样子。"老师又问:"你是否也是希望自己带点神秘的感觉?"学生回答说:"我觉得有点的。"老师继续追问:"带点神秘感也是很酷的,我看到脸颊上的蓝色花纹也很特别,能分享一下吗?"学生说:"那是因为我喜欢海里的珊瑚,大海是蓝色的,我觉得蓝色的花纹可以让我感觉深沉一点。这也是我近期对自己的目标。"最后,老师请学生为自己的面具命名,学生取名叫"精彩"。老师说:"谢谢你,听起来是个很棒的名字!"

这是一个学生作品交流的对话,老师从造型、颜色或者特别的设计来引导学生介绍,请学生为自己的作品起个名字。从中,教师倾听学生的表达,并将学生的表达和自我认识进行连接,鼓励学生发现、接纳自己的特点。

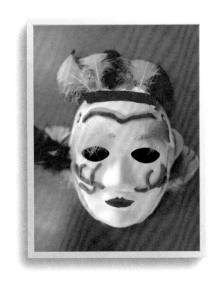

图 3-12

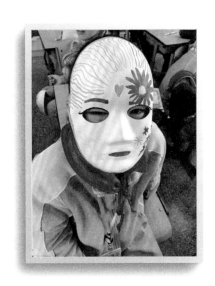

图 3-13

图 3-13:这是一个学生的面具外部。她说:我喜欢春天花开的感觉,我喜欢自己也是积极温暖的、有爱心的,所以我画了爱心。

图 3-14、图 3-15:这是一个学生面具内部和外部的照片。学生说:我觉

得自己的内部和外部都很一致。在外部，我画了山、水和树，非常丰富；我在脸上画了花朵，整个表情都是微笑的感觉，我很喜欢这种明媚的感觉。在内部，我画了太阳、云朵和绿树，非常轻松愉快。

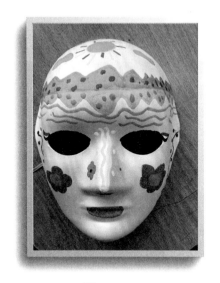

图 3-14

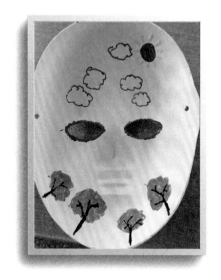

图 3-15

图 3-16：这张照片是一个学生的面具内部。他说，我面具的外部看起来很平静，没有什么；但是内部，我画了火焰和泪水，这代表了我最近感觉到的愤怒和委屈。因为最近我被老师误会了，但是我没法解释清楚。

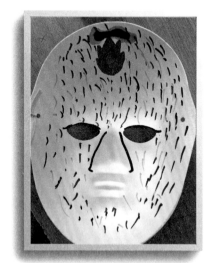

（三）原理说明

这个活动使用了面具作为基本材料，通过给面具内部、外部进行装饰的过程，从外在自我和内在自我两个方面进行探索，并在分享、提问和反馈的过程中促进自我感

图 3-16

悟和发现。寻找自己的人格亮色就是梳理自己的各种特点，并从中找到自己的独特性的过程。这个活动适合自我探索主题，适合不同年段的学生，在个别

辅导和团体辅导中均可使用。

在面具的装饰中,学生往往更在意外面的设计与创意,在创意的过程中,会不经意地表露自己的爱好和想法,在安全的环境中,会比较愿意表达,也可以进行自我的探索与悦纳。

面具的内面的表现是引导学生探索自己内心真实的自己,给学生一个安全的环境,内面的反馈征求学生的同意,如果他不愿意分享就不强求。

老师可以利用作业单的形式引导学生进行小组交流或者个别展示交流,在交流中,多积极鼓励学生去表达,不作评价。

案例二:我的童年记忆①

（一）实施过程

对象:小学、初中学生。

活动目标:

1. 用彩泥制作来引导学生回顾童年生活的美好,进行自我表达。

2. 5—6 人一组,小组合作编故事,感受团队合作的乐趣。

活动准备:彩泥及彩泥基本辅助工具、学习单（见表 3-3）:

表 3-3　"我的童年记忆"学习单

如果取个名字,我叫他	
我在做的时候想到	
我的作品在小组故事中起的作用是	
我觉得我的这个作品	

① 本部分撰稿人:上海市奉贤区华亭学校王一萍。

活动过程：

1. 聆听音乐。

闭上眼睛，放松身体的每一个细胞，让自己跟着音乐，充分地感受音乐，感受身体的放松，感受音乐带来的想象。

2. 感受彩泥。

捏一捏、揉一揉、搓一搓，感觉彩泥的特点。可以简单交流。

3. 用彩泥来表现一个你在音乐中想象到的形象——曾经在过去的日子里出现过的形象，回忆起来仍然让你感觉到美好和快乐。

4. 完成学习单，并小组分享与交流。

（1）给你的作品起一个名字。

（2）这个作品表现了你什么样的记忆或者想法？

（3）做的过程中你想到了什么？（色彩、形状、内容、意义）

5. 小组将作品组合成一组情境，小组合作编一个故事，要求结局是积极向上的。

6. 分享：小组交流后，派代表交流活动心得。

（二）作品解读

图 3-17 的作品很特别，是一只小狗，却长着翅膀。翅膀是超能力，还是有别的含义？老师问学生："这个小动物很特别，可以介绍一下吗？"学生回答说："这是个长翅膀的狗狗，它非常好，会保护我。"老师问："这只狗现在在哪里？"学生说："它已经上天堂了，所以我给它做了对翅膀。"

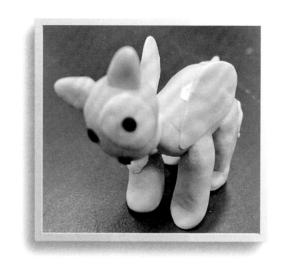

图 3-17

老师继续问："虽然它去天堂了，但它还是会关心保护你的是吗?"学生回答说:"是的。"老师又问:"你还在想念它,你会想起什么?"学生说:"我想到小时候在奶奶家快乐的感觉。有这只狗狗在,家里有陌生人来,它就会在屋外'汪汪'叫,提醒我们注意,有陌生人靠近。家里人回家的时候,它就会摇尾巴,一路迎回家。可惜它后来失踪了,我难过了很久,奶奶对我说,它去天堂了。"

这真的是一个听起来又温暖又伤感的故事。老师说:"我也觉得奶奶说得有道理,在天堂的狗狗依然会关心保护家人。它也希望你们过得快乐。想一想:如果它知道你给它做了一对能飞的翅膀它会怎么样啊?"这孩子回答:"那它肯定很开心,会在我身边飞来飞去。"

嗯,这个场景想象一下都觉得很美很温暖!

下面这些学生的作品,无论作品是否完美,每个作品背后都有一个值得去倾听和细细体会的故事。

图 3-18:这是一个学生梦想中的家园:小兔子造型的屋顶,屋顶上还有粉色的蝴蝶结;家园的四周开满了鲜花,还有各种奇异的小草。

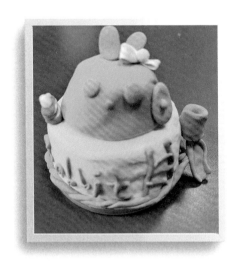

图 3-18

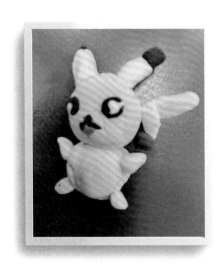

图 3-19

图 3-19:这是一个学生从小就很喜欢的玩具,每当遇到困难的时候,这个玩具会带给他勇气。

图 3-20：这是一个学生最喜欢的草莓味冷饮，在夏天的时候吃着甜甜冰冰的冰激凌，感觉非常满足。

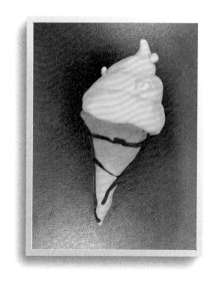 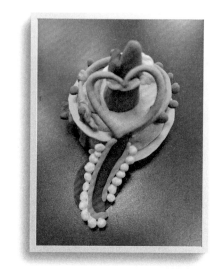

图 3-20   图 3-21

图 3-21：这是一个学生制作的万能钥匙，他希望有这样一把钥匙能帮自己解决所有的困难。

（三）原理说明

每个人的童年都有一段难以忘怀的时光，都会在我们的成长中留下痕迹并且奠定生命的底色。时时回望这段美好的经历，并通过身体感觉运动的方式去回顾它，是一种温暖的体验。这个活动就是以彩泥为材料，塑造童年记忆中的美好形象，唤醒有关的愉快记忆，帮助学生感受生命的美好。这个活动适用于自我认识、生命教育、积极情绪培养、家庭关系等话题，适用于团体，也适用于个别辅导。

在活动中，老师需要提醒学生可以创作任何他们想要表达的内容，可以是动物、人物或者食物，不一定是真实存在的，可以是想象中的物件。引导学生小组合作完成一个结局积极的故事，学生可以在编创故事的过程中，感受最后美好的感觉。

（一）实施过程

对象:小学高年级学生。

活动目标:

1. 通过制作家庭水族箱,初步梳理家庭成员之间的关系。

2. 在制作和表达的过程中,尝试体会及理解家庭成员的个性特点和情感表达方式。

活动准备:彩泥、卡纸、彩色笔、辅助材料（白胶、手工眼睛等）、学习单（见表 3-4）。

表 3-4 "我的家庭水族箱"学习单

	角色	特点
照片	爸爸	
	妈妈	
	我	
	……	
我的愿望宝石: 我希望＿＿＿＿＿＿＿＿＿＿＿＿＿＿＿＿＿＿＿＿＿＿。 我祝愿＿＿＿＿＿＿＿＿＿＿＿＿＿＿＿＿＿＿＿＿＿＿。 我想＿＿＿＿＿＿＿＿＿＿＿＿＿＿＿＿＿＿＿＿＿＿＿。		

活动过程:

1. 引出话题,音乐冥想。

教师:照片里是一个水族箱。水族箱里有小鱼,还有水草、石头、珊瑚、贝壳等装饰物。如果把你的家比喻为一个水族箱,那会是一个什么样的水族箱呢? 今天,我们就来制作"我的家庭水族箱"。

---

① 本部分撰稿人:上海市第一师范学校附属小学曹琳珠,静安区教育学院杨红梅。

请大家找个舒服的姿势坐好,轻轻地闭上眼睛,跟着音乐进行一次关于"家庭水族箱"的想象。

引导语:

和你每天生活在一起的,有哪些家庭成员呢?如果把你的家想象为一个水族箱,家庭成员是一条一条的小鱼,那他们可能是什么样的小鱼呢?他们是什么颜色、什么身材的鱼?

爸爸是一条什么样的鱼?妈妈是一条什么样的鱼?你自己又是一条什么样的鱼?如果你有哥哥姐姐弟弟妹妹,他们分别是什么样的小鱼?

这些小鱼在水族箱的什么位置?是紧紧地挨在一起,还是有自己的空间?这些小鱼在做些什么呢?想一想,在这个家庭水族箱里可能还有什么东西呢?

如果你已经在头脑中想象出了你的家庭水族箱的样子,那请你轻轻地睁开眼睛。

2. 动手制作。

(1)说明制作要求。

① 在这个纸质圆盘上制作你的家庭水族箱,水族箱就代表你的家。

② 每一条鱼代表一个家庭成员。用彩泥制作鱼,注意鱼的大小、颜色和位置。

③ 用彩色笔在圆盘上添画水草、石头、沙粒、贝壳、珊瑚等。

(2)学生动手制作(10—15分钟)。

先用彩泥制作小鱼(代表家庭成员);再用彩笔添画水族箱的环境。

(3)为作品命名。

学生为家庭水族箱起名字,写在作品上,并写上制作者名字和制作时间。

3. 表达分享。

(1)小组交流:这些小鱼分别代表哪位家庭成员呢?他/她为什么是这个样子?他/她在做什么?

(2)全班交流:每个小组选出一个作品,放到教室前面的展示桌上。所有学生离开座位,欣赏其他同学的作品。学生投票,选出自己最好奇、最想了解的作品。邀请得票最多的两位学生来介绍自己的作品。

4．期待与祝愿。

请你把想说的话写在小纸条上，捏成一个小纸团，放在彩泥里，制作成一颗愿望宝石，并把宝石放在水族箱里。

（二）作品解读

图 3-22：这幅作品的主人是个男孩，他为自己的这幅作品取的名字是："家庭一刻"。他说这是他们家经常发生的场景——黑色的小鱼是他自己，黄色的鱼是妈妈，鱼妈妈挥舞鱼鳍，正在因为作业的错误批评小鱼。黑色的小鱼很委屈，也很小声地解释。爸爸是在图中右上角最远处的橙色鱼，这条鱼在旁边干着急。我爸爸性格比较温和，所以我给他捏了一个胖乎乎的身体。他拿我妈妈也没办法，所以只能看着我们。

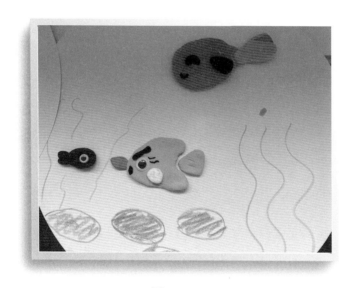

图 3-22

老师同理了这个孩子的感受："听起来，这种时候家庭的气氛有点紧张。你们家经常是这样吗？"孩子说："做功课的时候就会这样。"这时，交流的氛围有一点点低落。老师又说："有一些时候并不是这样的，是吗？"孩子马上就变得愉快起来，回答说"是的是的"。老师问："听起来，你似乎对家庭里的关系有一些期待，是什么呢？"

后来,在给家庭水族箱埋下愿望宝石的时候,孩子在纸条上慎重地写下:"希望妈妈在我做功课的时候,可以心平气和一些。我也会努力不惹妈妈生气。"

许多作品(如下图)看起来每个海洋生物都非常生动、相互之间关系也很平等,氛围也和谐温馨。

图3-23:在这个制作里,粉色的小鱼是妈妈,她很温柔;蓝色的小鱼是爸爸,他胖一些;紫色的小鱼是我。这是我们一起在吃晚餐的样子,绿色的水草围绕着我们,我喜欢这种氛围,所以我用心形的彩泥做了标牌。

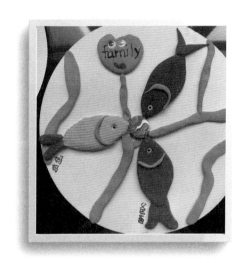

图3-23   图3-24

图3-24:这是我家的样子,我是白色的小鱼,蓝色的小鱼是爸爸,绿色的小鱼是妈妈。蓝色小鱼和白色的小鱼在一起玩,绿色的小鱼在旁边看着。我们家经常是这样——我和爸爸一起打球或者聊天,妈妈做饭。有时候我也希望她和我们一起玩,但她总是说很多事情要做。

(三)原理说明

家庭水族箱是借用了"水族箱"的概念,用箱代表家庭物理空间,用海洋生物来表示家庭成员,从而帮助学生梳理家庭关系的活动。用彩泥捏制海洋生物并进行摆放的过程,是一个呈现家庭成员及其相互关系的过程。这个活动适合小学高年段和初中年段的学生,可以用于小团体活动,也可以用于个别辅导,适合于与家庭互动模式有关的亲子关系、学业关系、人际交往等话题的讨论。

家庭水族箱活动在主题绘画中常常会被用到,当用彩泥来进行制作的时候,孩子可以在现场捏制的过程中表达出情绪情感。彩泥的不同颜色代表了不同的性格特点,鱼的大小、体态也常常被学生赋予某些含义。在水族馆里的位置、相互交流的场景,都是值得去深入了解的。

教师的作用和注意点:

首先,教师要引导学生不要将注意力过度集中在制作上。孩子们喜欢彩泥,喜欢揉捏的过程,因此,会花许多时间制作精美的小鱼。这时,教师应提供更多更丰富的工具,比如眼睛、条纹纸等,让学生选择,从而避免对细节的投入,影响主题。

其次,在交流的过程中,教师要注意引导学生充分表达,并帮助学生理解自己内心的感受和需求。教师可以通过共情、释义等方式让学生进行更多自我探索。教师设计的愿望宝石活动,就是有助于灌注希望的活动。

第三部分　其他工具

案例一:纽扣小人[①]

(一)实施过程

对象:初中学生。

活动目标:

1. 通过找纽扣、送纽扣活动,发现自己眼中的我与他人眼中的我。

2. 在活动中尝试整合自我,悦纳自己,展望对未来自我的期待。

活动准备:纽扣、水彩笔、黏胶、学习单(见表3-5)。

---

① 本部分撰稿人:上海市市北初级中学侯晴晴,活动参考崇明中学吴冬辰老师的教学设计"扣响心扉"。

表 3-5 "纽扣小人"学习单

我的纽扣	拼画纽扣
○ ——— ———	
伙伴送的纽扣	
○ ——— ———	
○ ——— ———	
○ ——— ———	
○ ——— ———	命名_____

活动过程：

1. 导入活动：大风吹。

教师随机说学生的某一特征，具备这一特征的同学迅速站起来。（维度涉及学生的体型外貌、性格、爱好、学习、理想等。）

2. 主题活动。

活动 1. "我"的纽扣

（1）挑选纽扣：请每位同学跟着自己的感觉，选择一枚纽扣来代表自己。（提醒学生将选择的纽扣放在白纸第一个格子里，不用再丢回纽扣堆。）

（2）学生观察和感受纽扣：每一枚纽扣都有一些外在特点，如形状、大小、质地、颜色），每个人身上都有一些个人特质，像外貌、体格、兴趣、特长、性格、理想等。请同学们仔细看看这枚纽扣，摸摸它，感受它，尽可能多地找找这枚纽扣和你的个人特质之间的联系。

（3）请 3 位学生分享，教师引导其他同学耐心倾听，允许互动提问。

活动 2. 来自同伴的纽扣

（1）集纽扣，录评语：在小组中依次邀请其他组员，赠送你一枚纽扣，代表"他/她眼中的我"，并真诚地给出评价。当你接受纽扣时，把纽扣依次放在圆圈里，用关键词记录他/她对你的评价。

（2）学生分享，其他学生耐心倾听、互动，教师注意共情、提炼、引导。

活动 3. 纽扣拼一拼

请基于你对整体自我的认识，将属于你的这些纽扣拼一拼，画一画，跟着你的感觉进行整合，拼画出一个完整的图形或图案，以表达你对未来自我的期待。

当你完成后，给它起一个名字。可以借助水彩笔，利用胶水将纽扣在白纸上固定住。

3. 活动管窥。

老师准备了许许多多的纽扣，有各种各样的大小、颜色、材质——有的是黑色的牛角扣，粗壮圆滑；有的是粉色的爱心扣，小巧精细；有的是最常见的黑色四眼扣，安静乖巧……看起来，纽扣也是风格各异，像极了各种各样的人。

当看到形状各异的纽扣时，学生们都非常兴奋。在第一轮活动中，他们翻看这些纽扣，有的人拿牛角扣，有的人拿普通的黑色纽扣，有的人拿小花纽扣；每个人选取纽扣的速度不同，有的人很快就选到了自己中意的纽扣，有的人则犹豫不决。他们一边翻看、选取，一边相互交流，直到老师让他们安静下来思考自己选取纽扣的理由。

第二轮送纽扣环节，又是一波热潮。学生相互选送，并且说出自己送这枚纽扣的理由。收到纽扣的同学开心地收下，并在作业纸上记下同学送自己纽扣的理由。

第三轮是把这些纽扣拼成一个形状，表达对未来自己的期待。这是全场最为安静的时候，听得到笔尖刷刷的声音，偶尔也有学生的窃窃私语声和窃笑声。那是学生互相观看时的正常反应。

（二）作品解读

图 3-25：这个初中男生为作品取名为"路灯"。黑的牛角扣立起来就变成

了一个柱子,上面放上橘色纽扣,代表的是光。这个孩子说:"路灯在夜里可以散发着光芒,指引夜行人的道路。就像成长的道路一样,我也希望有灯光可以给我指引。"

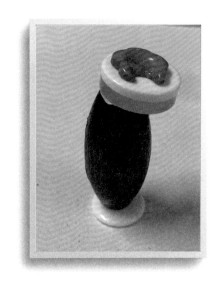

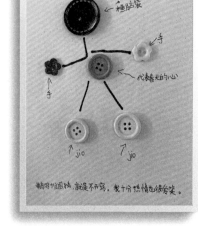

图 3-25　　　　　　　　　　　　　　　图 3-26

图 3-26:这是一个初中女生的作品,木质的黑色纽扣就像她自己,有时候有点榆木脑袋;两朵花是两只手,下面的粉色纽扣是两只脚,中间的绿色纽扣组成了身体和核心,代表着我喜欢春天,因为春天总是充满生机和希望的。她想要表达的是:"自己有时候十分固执,不太开窍,但是十分热情也很爱笑。未来,自己将继续充满热情地走下去。"

(三) 原理说明

纽扣小人是用纽扣为基本材料,通过任意组合、添加线条的方式制作人物形象。这个活动是帮助学生探索"自己眼中的我"和"别人眼中的我",并进行自我整合与发展的活动,适合个体辅导活动,也适合团体活动。用于团体活动时,团体成员应该有一定程度的相互了解。

自我认识活动可以借助的工具很多,通常情况下可以通过各种动物、植物来进行比喻。纽扣也是一个大胆的尝试,不同材质、颜色、大小、造型的纽扣,也和自然界的动植物一样,带给人不同的视觉、触觉感受。同时,本活动中的三次纽扣活动,分别是自选、赠送、整合纽扣,其理论依据是自我认识的两个重要途径——"自己眼中的我"和"别人眼中的我",然后再进行整合。这样的活动过程非常自然生动而且契合自我探索的规律。

教师的作用和注意点:

1. 教师要注意在学生相互赠送纽扣的过程中,引导学生真诚表达。这是影响本次活动氛围的重要因素。

2. 在交流的过程中,教师要关注学生自己选择纽扣的方式、整合纽扣后表达的内容。这和学生的自我认识的清晰程度、自我悦纳程度密切相关。教师可以不批评、不指责、不教育,但要通过共情、释义等方式让学生更多自我探索,并灌注成长的希望感。

案例二:我的多彩乐园①

(一)实施过程

对象:小学生。

活动目标:

通过搭建"我的多彩乐园",学生在活动中觉察和表达自我的喜好,并通过活动发展想象力和互动能力,建立学生相互之间的联结。

活动准备:乐高砖块、沙盘人物、植物等模型、学习单(见表3-6)。

表3-6 "我的多彩乐园"学习单

（作品照片）	乐园名称	
	主要建筑	
	乐趣所在	

---

① 本部分撰稿人:上海市静安区闸北第二中心小学胡迪。

活动过程：

1. 破冰：我与乐高。

以"乐高"为话题，分享交流：喜欢乐高吗？在什么情况下你会搭乐高？

2. 呈现：搭建"我的多彩乐园"。

播放音乐。

每个人在规定时间内搭建属于自己的多彩乐园，并作适当装饰。

3. 互动：说说"我的多彩乐园"。

互动交流：

（1）介绍"我的多彩乐园"：我的乐园是什么？乐在哪里？

（2）谁的乐园给你留下深刻的印象？这让你想到了什么？你想去哪里玩或者待着？

（3）欣赏自己的"乐园"，并思考：还有需要改变、调整的地方吗？

4. 结束：再见，"我的多彩乐园"。

（二）作品解读

图 3-27：小学男生把这个作品命名为："蜘蛛侠的破旧咖啡厅"。蜘蛛侠？破旧？咖啡厅？这几个词语吸引了所有人的注意。对这个孩子来说，意味着什么呢？

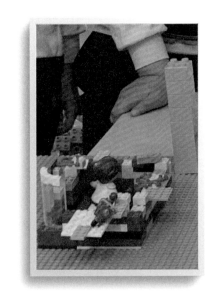

图 3-27

这个男孩子开始介绍这个建筑的样子——外形是一片被炸坏后的楼的残骸，外面有四根柱子，门口有一把椅子和钢琴，钢琴上还有一个乐谱，可以给会乐器的人用。刚进门就会看到一块黑板，黑板上写了咖啡的品种；边上墙壁还是个暗门，可以前往一个小平台。咖啡店的后面是一片湖，因为很多人来这儿都心想事成了，所以这片湖被称为许愿湖。

老师问男生："这个乐园乐在哪里?"男孩子指着后门的那个骑着摩托的人偶说:"这个乐园很多地方都很有趣。前面虽然已经炸坏了,但还有这个暗门和这个湖。穿过暗门,就可以去很多地方。这个湖是个许愿湖,有什么心愿都可以达成。"老师继续问男孩:"什么时候你会来这个乐园?"男孩子笑了:"这不是一个真实的地方。我有时候会想象有这么一个地方,自己可以像蜘蛛侠一样。"

图3-28:这个作品有一个高高的柱子,耸立在一个低矮的建筑物上,特别显眼。作品的主人也是一个男孩,他把这个建筑命名为"海洋水世界"。

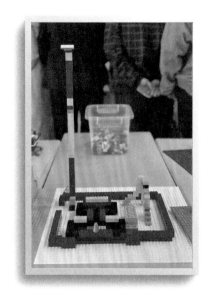

图3-28

男生兴致勃勃地介绍自己的作品:"刚一进园门,你就可以看到一根又大又粗的柱子,这个柱子就是本园最刺激的项目——蹦极,你可以从上面一跃而下,十分刺激。蹦极旁边就是水上漂流了,水上漂流也是一个练习胆量的地方,有些地方落差已经达到了两米多。这里不但有游乐项目,还有关于学习的地方呢,就像水上漂流边上的北极生物馆,在这里面我们可以学习有关北极生物的一些小知识。本园还有一个大剧场,里面会播放一些有意思的纪实影片,让我们更深入地了解海洋。剧场后面就是我们的礼品商店了。"这孩子滔滔不绝地介绍自己的作品,细致到有些重复,但这种投入让人不忍心打断。

老师问男生:"听起来真的是一个又刺激又丰富的地方。生活中有这样的乐园吗?"孩子回答说有的,上海有很多这样的乐园,他去过很多。

老师又问:"那么什么是这个乐园里你最中意的?"孩子的眼睛闪闪发亮:"就是这个蹦极。我平常去乐园,看到有一些很刺激的活动,我都没有玩过。我很想什么时候尝试一下。"

（三）原理说明

乐园是指孩子们自己喜欢或者向往的一个场所。"我的多彩乐园"活动是用积木搭建的方式,让学生把自己内心深处喜欢或者向往的场所表现出来。学生搭建乐园的过程是对过往生活经历进行梳理的过程,并在回忆与重现的过程中再次唤醒愉快的情绪感受。这个活动适合情绪辅导、自我探索相关主题,适合团体活动,也适合个别咨询。

用积木搭建物体的冲动在生命早期就很明显,这是人类的普遍倾向。以往,一些不善言辞的学生在传统心理辅导活动中很难有表达的机会,平日里的沉默寡言也不太容易被老师发现,本次活动借由乐高搭建"我的多彩乐园"这种艺术形式来让学生觉察自我、表达自我,同时更让不擅长语言类表达的学生在这样的活动形式中被看见、被听见,获得疗愈、成长。

教师的作用和注意点:在搭建活动中,孩子们所搭建的乐园可能是真实的,也可能是想象的,教师不能轻易否定或者下判断,而是要注意倾听孩子们的讲述,理解孩子的内心世界、喜好和憧憬。教师还可以通过提问让孩子将乐园的搭建过程和自己真实的生活经验相联系,促进孩子对成长的思考。

案例三:情绪伙伴[①]

（一）实施过程

对象:初中学生。

活动目标:

1. 与认识的情绪连接。

2. 觉察自我情绪。

活动准备:彩色的不织布(每人若干块)、几何图形海绵贴纸、活动眼睛、小毛球、蝴蝶结等小配件、彩色马克笔、彩色胶带、双面胶、剪刀、学习单(见表3-7)。

---

① 本部分撰稿人:上海市嘉定区教育学院赵云洁、谭海燕。

表 3-7 "情绪伙伴"学习单

挑选的情绪词汇	
情绪伙伴的名字	
可能出现的场景	
体貌特征	
性格特点	
口头禅	
习惯的想法	
常做的动作	

活动过程：

1. 制作你最感兴趣或者最想了解的情绪伙伴。

（1）想一想：情绪伙伴的样子、名字、它的口头禅、会在什么场景出现？它自己的想法，常做的动作是什么？

（2）看一看现有的材料。

（3）设计并制作情绪伙伴。

想一想：制作它的时候，你有什么感受？

这个情绪伙伴和你的关系怎样？

（4）完成学习单。

2. 交流与分享。

小组交流后，派代表交流活动心得。

（二）作品解读

图 3-29、图 3-30、图 3-31、图 3-32：课堂中，学生们积极踊跃地设计和制作自己的情绪伙伴，诠释自己日常所感知到的情绪或者感兴趣的、想要了解的情绪。在交流与分享环节，学生们雀跃地展示自己的情绪伙伴，热烈地进行

分享。一个个情绪伙伴形象生动地展现在大家面前,有代表舒服的"书舒",代表快乐的"大眼仔",代表生气的"愤愤",代表伤心的"梦之泪伤",代表恐惧的"好 pia pia"等。在老师的引导下,学生们介绍了自己制作的情绪伙伴经常出现的场景、它的口头禅、常有的想法、常做的动作等。

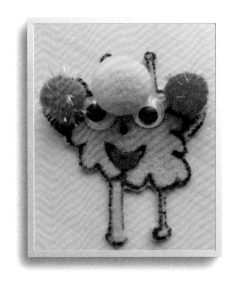

图 3-29　代表欢欣的奥奥

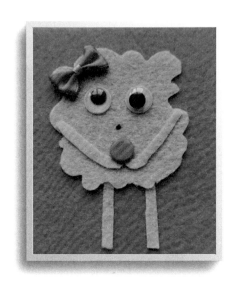

图 3-30　代表安宁的静静

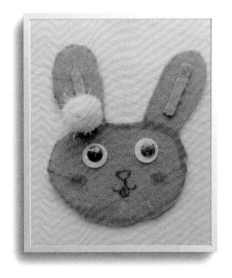

图 3-31　代表恬静的文文

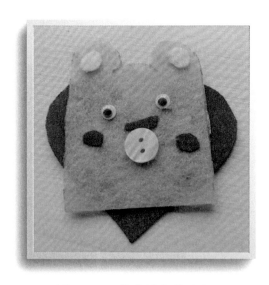

图 3-32　代表思念的时念

图 3-33、图 3-34：这组作品有好几位代表"信心"的情绪小伙伴,分别叫"信欣""欣心""OK""韩信"。信心通常会在自己觉得很优秀的时候、在把表演准备得很充分的时候、在别人认为自己做不到而自己想要证明给别人看的时候出现,它可能有像小猫一样自信的眼神或者像海豚一样的蓝色身体和大眼睛,有微笑的面容,口头禅是"加油,你是最棒的""自信永远强大""这世界再糟糕,我也会越来越好"。它常有的想法是"我永远在努力""我肯定会做得很好""自信的人最好看"。它常做的动作是抬头挺胸、肯定满意地点头、比耶。

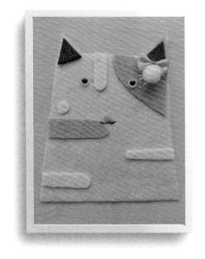 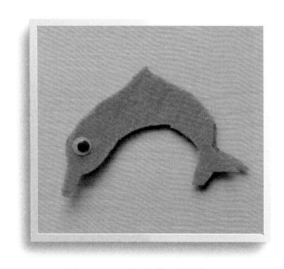

图 3-33　代表信心的信欣　　　　　图 3-34　代表信心的欣心

图 3-35、图 3-36：这组作品是学生所体验到的让自己困扰的消极情绪,如"愤怒""伤心"等。有位学生介绍了她的情绪小伙伴"石头草",这个伙伴代表的情绪是焦虑,石头草的体貌特点是眼望下方,头上的草垂下。这种情绪常常会在自己学习压力很大的时候出现,口头禅是"好烦",习惯的想法是太糟糕了,习惯的动作是挠头。

图 3-37、图 3-38：有些学生制作了自己所体验到的复杂情绪。比如有几位学生不约而同地选择了"emo"这种情绪。作为新兴的一个情绪"热词",学生们在彼此的交流与思维碰撞中逐步澄清了这种情绪的涵义和表现。"emo"可能在作业很多写不完很烦的时候出现,可能在考试考得不好还要强颜欢笑的时候出现,也可能在喜欢的偶像"塌房"的时候出现。在交流中,大家意识

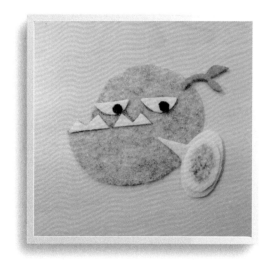

图 3-35　代表焦虑的石头草

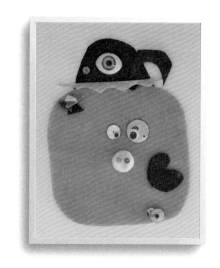

图 3-36　代表恐惧的好 pia pia

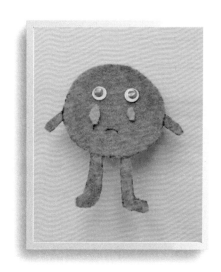

图 3-37　emo

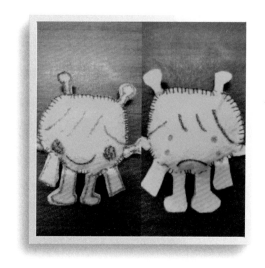

图 3-38　代表隐瞒的瞒开心

到，"emo"这种情绪可能是包含着烦躁、抑郁、抓狂、沮丧等多种情绪的一种复杂情绪。

（三）原理说明

情绪伙伴是用彩色不织布经过裁剪、拼贴、装饰等步骤制作的象征某一种情绪体验的平面布偶。学生在布偶的形象设计和手工制作的过程中深入地认识这一种情绪，在"情绪伙伴"的意象表达和分享交流中尝试觉察和接纳情绪。这个活动适用于情绪辅导主题。

活动营造了一个安全、有趣的情境，通过创意的设计，一个个立体生动的情绪伙伴形象跃然眼前，而且织布的布面材质接近玩偶的质感，更能够贴近"伙伴"的意象，让学生在手工制作情绪伙伴的过程中体验情绪、觉察情绪。通过小组内部和班级交流、展示、分享，学生在对情绪伙伴的形象介绍中去交流情绪伙伴的口头禅、出现场景、想法、动作等，从而给彼此营造觉察和认识情绪的机会。老师还可以利用学习单的形式引导学生进行小组交流和班级展示交流，在交流中，多鼓励孩子去表达，不作评价。

案例四：希望娃娃[①]

（一）实施过程

活动对象：小学生或幼儿。

活动目标：

1. 通过绘本阅读，营造安全的分享环境，激发进一步探究的动力。

2. 通过制作"希望娃娃"，练习表达自己的烦恼，培养正确的情绪表达习惯。

活动准备：一条正方形毛绒小方巾、三根橡皮筋、一条彩色缎带、记号笔、学习单（见表 3-8）。

表 3-8 "希望娃娃"学习单

班级_____ 小组_____ 姓名_____
（一）我的烦恼

---

① 本部分撰稿人：上海市徐汇区高安路第一小学黎志辉。

（二）制作我的"希望娃娃"	
娃娃名称	
设计理由	

活动过程：

1. 阅读绘本《Silly Billy》。

（1）师生共读绘本。

比利是一个容易感到"担心和紧张"的男孩，他的小脑袋瓜里常常会蹦出许多令他感到担心的事情，比如，天上会不会下起帽子雨、头上有乌云会不会天天倒霉、雷雨天家里会不会涨大水、巨鸟会不会飞来把他咬走等等，每到夜晚比利总是躺在床上皱着眉、憋着嘴，无法安睡。于是，他在一个睡不着的晚上求助于外婆，他问外婆有没有什么好的办法可以让自己不那么担心，可以睡个好觉，外婆笑眯眯地给了他一个入睡的法宝，果然比利那天晚上睡得可香啦……

（2）教师提问：

① 主人公比利为什么晚上睡不着？他在担心什么？

② 外婆给比利的入睡法宝是什么？

③ 为什么这个法宝能让比利睡得很香？

（3）联系生活：在平时的学习生活中，你有遇到什么烦恼吗？请将烦恼写在《学习单》的"我的烦恼"框里。

2．制作"希望娃娃"。

在日常生活中每个人都会遇到压力或困惑，就像绘本里的比利那样，今天我们也来制作一个属于自己的法宝——"希望娃娃"。

（1）手工制作"希望娃娃"。

请根据你的喜好选取不同颜色、不同尺寸大小（25＊25厘米或30＊30厘米）的正方形毛绒方巾来制作属于自己的"希望娃娃"。

① 娃娃身体：将一条毛绒小方巾分别沿着中位线相向卷起来，一直卷到毛巾的中间位置停下来。

② 双脚：将卷起来的毛巾按长度整体分成四等份，用一只手按住上面两等份的位置，露出双脚。

③ 双手和裙子：向后翻转至正面四分之一的位置，用橡皮筋固定。

④ 头发：将头部两侧用橡皮筋分别扎起来，变成两个小丸子头。

（2）装饰"希望娃娃"。

可以用彩色缎带系在娃娃腰部，制作腰带，将娃娃带回家；也可用记号笔给娃娃画上眼睛、嘴巴、鼻子等。

（3）给"希望娃娃"取名。

请每个同学根据自己的实际需要给娃娃取一个好听的名字，比如，勇气娃、淡定娃、平安娃、开心娃等等。

（4）与娃娃对话。

3．带娃娃回家。

将娃娃带回家放在自己的卧室床头枕边或自己想要放的某个地方，可以每天放学回家或者晚上睡觉时跟娃娃聊聊天、说说话。

（二）作品解读

图 3 - 39 是一位小学四年级的学生小力（化名）在社团课上前后两次制作的希望娃娃，第一次制作的是"生气娃"，第二次是在间隔了两个月后的课堂上制作的"淡定娃"，为什么要制作这两个娃娃？由"生气娃"到"淡定娃"，这中间又经历了什么样的心路历程呢？

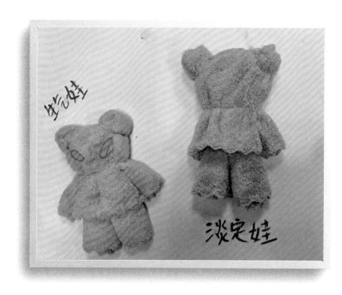

图 3 - 39

原来小力那段时间正值换牙之际，两颗门牙长得不整齐而且有点突出，班级有个调皮的同学就给他取了个外号叫"兔兔"，小力为此很苦恼，每次只要一听到"兔兔"二字就会觉得是在嘲笑自己。这天小力来参加社团课时还在生气，于是他就选了一块粉红色的布料制作了这个"生气娃"，并在老师的指导下跟"生气娃"进行了对话。后来小力告诉老师，自从有了"生气娃"，自己每天放学回家都会跟"生气娃"说说让自己感到生气的事情，每次说完心里会感觉舒服很多，慢慢地发现自己生气的次数也越来越少了。加上心理老师每周一次的心理辅导，两个月后，当再次制作自己的希望娃娃时，小力不由自主地挑选了一块绿色的布料，并精心制作了一个"淡定娃"，他告诉老师，现在的自己就像这个"淡定娃"，当再有同学说"兔兔"二字的时候，他已经不再像以前那样生气了。

（三）原理说明

"希望娃娃"是指学生通过选择自己喜欢的布料、颜色、款式和情绪种类手工制作完成的情绪布偶娃娃。由于是自己亲手制作的"希望娃娃"，所以它饱含了我们的情感、期待和希望，当我们遇到情绪事件时，它能成为我们表达情绪的有效渠道，能充当安全的陪伴者和倾听者，还能及时给予我们情感上的某种疗愈。我们知道情绪是一种能量，需要以合理的方式进行表达，无论是孩子还是大人，产生情绪时都需要找个合适的方式表达出来，这样才会感觉更舒畅；如果一个人经常隐藏他的情绪，而不是用合适的方式来宣泄和表达，就容易产生情绪郁积，也更容易以不合适的方式爆发出来。因此，"希望娃娃"可以运用于情绪主题的课堂教学、个案辅导、心理社团或团辅等活动中，尤其对小学生和幼儿园的孩子效果更明显。

在操作过程中，教师可以借助绘本的阅读和学生一起觉察并接纳自己所感受到的情绪，唤起学生制作情绪娃娃的热情。有了对情绪的正确认知，才能为学生营造安全的课堂氛围，教师可以试着以自己所遇到的烦恼作为开场白，引导学生敞开心扉，激发其想要制作属于自己的"希望娃娃"的小心愿。

教师也可引导学生用其他材质来制作"希望娃娃"，并用彩色水笔对娃娃进行装饰，或者用其他布料由学生充分发挥想象力手工拼凑，做成自己心目中的娃娃。

第四章　卡牌辅导

近几年来,表达性艺术被越来越多地应用在心理咨询与治疗中,各种各样的载体或媒介可以帮助来访者和心理咨询师更好地表达,让沟通更通畅。心理卡牌作为一种新兴的心理辅导工具,被越来越多的心理咨询与治疗工作者所使用。

第一节　原理概述①

一、概念界定

(一)国内外卡牌辅导的定义

心理卡牌是一种投射工具,是一种艺术表达的形式。卡牌一般以自然界的动植物、生活中的场景、人物或抽象的图形为主要内容,配合相应的文字对图片进行象征性或描述性的释义,引发参加者(来访者)联想和想象,较少受文化差异的影响。目前,国内外对于卡牌的使用并没有统一的标准,也没有系统的模式可借鉴,但在人际关系、自我认识、生涯辅导、情绪调节等领域均被广泛使用。

OH卡创始人德国心理学家莫里兹·艾格迈尔(Moritz Egetemeyer)与墨西哥裔艺术家拉曼(Ely Raman)认为卡牌辅导是以各种卡牌为媒介与工具,辅导者运用各种心理学理论,结合心理咨询的谈话技术,与参加者(来访者)进行有主题或无主题的会谈,让参加者(来访者)在卡牌提示的解读过程中,照见潜意识,挖掘自己内心的真实想法,从这些想法里探究内心,充分调动内在资源

---

① 本部分撰稿人:奉贤区教育学院谢怀萍。

去解决问题,实现疗愈。

卡牌是自我探索和觉察的工具,能够照见人们的潜意识。我国台湾学者陈盈君和黄桥伊认为使用卡牌辅导技术时提问技术是最基本的使用技术。[①] 大陆学者袁章奎等结合儿童情绪发展特点及卡牌的使用技术研制出了一套小学生情绪卡牌用于学生情绪辅导。[②]

(二) 我们的操作定义

根据上述主要内容及中小学对卡牌在心理辅导应用中的实践,我们将卡牌辅导定义为:心理健康教育工作者在心理健康教育过程中,运用卡牌辅导技术促进学生自我表达、自我认识、自我探索与自我成长的一种心理辅导方式。

二、理论基础

卡牌辅导背后有着丰富的理论来源,融合了精神分析学派的潜意识理论、投射技术、表达性艺术治疗、叙事疗法、人本主义与积极心理学等理论。一般认为,利用卡牌进行心理辅导的时候,可以有效地降低来访者的心理防御,将真实的情绪与情感显露出来,在团体运用中也能很好地激发团体动力,减少冲突。在进行卡牌辅导时,辅导者主要运用投射技术设计问题,与参加者(来访者)进行谈话。

"投射"一词是指个体把自己的态度、愿望、情绪、动机等不自觉地反映于外界事物或他人的一种心理现象,也就是个体的人格结构对感知、组织以及解释环境的方式发生影响的过程。"投射"反映出我们看待事情和事物的观点,其实是由我们内心的信念和我们过去的经验所决定的。我们所看到和理解的,正是我们内心和潜意识的呈现,所以不同的人对同一件事会有不同的看法。例如,在日常生活中,人们常常不自觉地把自己的心理特征归属到别人身

---

① 梁西胜,刘文文,金建辉. OH卡提问技术在学生心理咨询工作中的应用[J]. 中小学心理健康教育,2019(16):51—53.
② 袁章奎,吴珂,陈美玲. 研究情绪特点,培养正向心态——中小学生情绪特点调查与卡牌干预研究[J]. 大众心理学,2021(2):21—23.

上，认为自己具有某种特征，别人也一定会有与自己相同的特征，古语"以小人之心度君子之腹"便是对投射效应的典型描述。

投射技术一般包括，自由联想、构造法、完成法、表漏法。投射测验假设个体对外界刺激的反应受其人格结构的影响，但个体的人格结构大多处于潜意识中，只有当个体碰到不明确的刺激情境时，这些被隐藏在潜意识中的欲望、动机、需求等才会被感知，投射技术所提供的非结构化的刺激材料恰好起到了该作用。由于在进行测试时，整个过程是自由的、开放的，受测者的防御会降低，于是这种心理测验比一般的问卷式测验信度、效度都更好，所包含的信息更多，也更真实。

卡牌辅导便是依据投射技术而设计，让来访者自由反应，绕开意识，去解读潜意识，进而表达最深处的思想和情感，使心理咨询师或治疗师观察到来访者隐而不显的内在人格。早在弗兰克提出投射测验之前，瑞士精神病学家罗夏(Rorschach)在1921年发明的罗夏墨迹测验(简称 RIM)可以被认为是最早的投射测验，其素材制作非常简单，将一滴墨水滴在一张纸或者两页书之间，然后对折，显现了一个随机的两边对称的图形，一张墨迹图片就诞生了。20世纪70年代后 RIM 走向整合道路，成为在临床诊断上鉴别精神分裂症、抑郁症、强迫症等异常心理的有效工具。①

三、卡牌在心理辅导中的作用

（一）卡牌辅导的特点与优势

1. 作为心理辅导的媒介

心理辅导不是单纯地帮助当事人达到目标，提供专业知识，指导来访者什么时候做什么事，而是陪伴来访者认识自己的能力与资源，知道自己内心的深层需要。正如左宏梅老师所说："其实，就图卡自身的价值而言，不过就是一个卡片，一个媒介。放在咨询实务工作中，真正核心有效的因素是它背后的：实

---

① 李瑾,范莉妍,贾德梅. 罗夏墨迹测验的发展历史及在我国的研究现状[J]. 吉林省教育学院学报(下旬),
2013,29(2):135—136.

用图卡的咨询师和来访者处于一种稳定的治疗联盟关系之中,他们如何把自己放进这个投射的工具之内,如何接着投射和潜意识、意识去工作,又如何借着这个工具深入探索和遇见来访者更多的内在可能,以及如何整合这些可能性并变成具有现实功能的资源。然后,来访者就成长,这才是工作的动力内核所在!"①

2. 打破沉默,促进表达

不同于观点和情感的直接获取,通过来访者对给定主题的卡牌投射能降低来访者的内心阻抗、防御和掩饰,有效获得来访者潜意识层面的想法。恰当地运用卡牌,能扩大对话的范围,增加表达的机会,调动其行动力,快速聚焦问题。在心理辅导过程中,一些难以完成的分享环节,也能借助卡牌自然发生。

3. 意义的个体性和变化性

对于个体而言,卡牌本身没有固定意义,但因抽卡人生命经验及心境的变化,卡牌被赋予的意义经常在改变,反映的正是个体不同当下的情绪、感受和想法。个人的诠释便是抽卡人的潜意识与信念的意识化,所以卡牌辅导可以协助个体将未知的领域,慢慢变成已知,学会体察情绪,活在当下。

在进行卡牌辅导时,不管是个案咨询还是团体辅导,我们要尊重对方对卡牌的诠释。可以选择解释或不解释,也可以选择揭开卡牌或放弃揭开;我们尊重每个人的时间,并不会打断别人说话;我们尊重每个人的见解与想象,更不会重新诠释或者解释对方的卡;我们尊重每个人的完整性,不会反对或抱怨对方的阐释,但可以对对方所说的部分产生好奇,或者询问一些能更加了解对方的事情。

(二)卡牌辅导的作用

1. 在心理活动课堂或团体心理辅导中运用

在心理活动课堂中教师可以灵活运用各种不同主题的心理卡牌设计教学

① 左宏梅.心灵图卡:遇见内在的自己[M].太原:山西经济出版社,2015.

环节,例如在心理辅导课的工作阶段可以利用图卡与心理剧结合的方式,进行角色扮演,编排心理短剧,从而起到辅导作用。

在《生活处处有转角》一课中①,教师在抛出主题(问题情境)后呈现卡牌,通过观察卡牌的内容,根据学生对卡牌的不同解读以社会测量的方式进行现场分组,寻找问题解决的办法,让学生体验不同的人抽到同样的牌,会看到不同的风景,不同的认知方式会带来不同的认知结果,在故事表达中体验并运用积极眼光看问题,从而获得正能量;在以生涯规划为主题的课堂教学中,利用生涯卡澄清价值观,让学生首先快速清晰地把卡片分成两堆,左边放自己认为重要的,其他的放右边,其次从重要的那堆里挑选出最重要的前十张卡片,然后从前十张中再挑选出前三张重要的卡片,将前十张卡片按照背景分类统计数量,最后分享自己在挑选和分类的时候的内心活动②。可以说,卡牌在心理辅导课堂上的运用,可以帮助教师借助多样化的卡牌内容,更加生动地呈现教学内容,激发学生的思考与感受,形成更多积极的心理与行为模式。

卡牌在心理活动课堂或团体心理辅导中应用的适切性是课堂效果的重要保障,主题内容选择应该符合不同年级学生的年龄和心理特点,教学环节应遵循团体心理辅导模式,紧紧围绕教育教学目标设计,而非为了使用工具而使用。在活动热身阶段,用卡牌创设轻松和谐的课堂氛围,调动参与的热情;在工作阶段使用卡牌的目的在于围绕主题引导学生深入交流与探讨;在结束阶段以卡牌工具为辅助,给课堂探索画上圆满句号,激励学生将课堂上的活动体验与课后的生活实践结合起来。

2. 在个别心理辅导中运用

卡牌在个案辅导中被广泛使用,对于带着清晰议题的来访者咨询师借助不同用途的卡牌为载体与其进行相关话题的探讨,达到咨询目标。此外,在学校的个别辅导中,许多心理辅导老师会遇到一些被动接受辅导的学生,学生并无特别强烈的主观求助意愿,此时心理辅导老师借助卡牌可以快速地打破学

① 王娟.生活处处有转角——七年级心理辅导课教学设计[J].江苏教育,2019(8):65—67.
② 卢敏,王燕,庄增臣,温新.浅析生涯规划工具"职业组合卡"的发展与应用[J].教育,2018(26):28—35.

生的心理防御,引导其进入自己的问题,借助卡牌与自己发生联结,不由自主地进行表达,讲述自己的故事,产生一定的领悟。

四、方法介绍

（一）常用卡牌

本小节将会分四个部分介绍目前在心理辅导领域中应用较为广泛的四种卡牌的具体使用方法及过程。

1. OH 卡

OH 卡是由德国心理学家莫里兹·艾格迈尔与墨西哥裔艺术家拉曼共同研创的潜意识直觉卡,它的背后是强大的心理咨询技术系统,是依据精神分析、分析心理学、人本主义、求助者中心疗法等理念而形成的科学心理咨询技术体系。20 世纪 80 年代初,在加拿大被应用于心理治疗领域,后逐渐成为一套心理咨询工具。

心理咨询师借由 OH 卡、心理学技术应用系统,通过个体或团体的心理工作方式,探索来访者的潜意识,让来访者了解自己的人格特质和情绪倾向,从而提升来访者自己的直觉能力、觉察能力和洞悉能力,自主化解已经发生或将面临的各种困境,如工作境遇、事业发展、情感迷惘、夫妻关系、子女教育等。

2. 微光卡

微光卡是由台湾地区咨商心理师林盈君与其好友小米共同研创的投射媒材。卡片设计者希望借由美好的摄影作品为使用者讲述自我和自我陪伴提供更多支持。卡片的文字卡与情景卡部分依据叙事治疗原理,强调理解每一个个体,看见每个人生命的独特性。尤其是即使处于困境当中,也能借由卡片不断探索应对困境的宝贵资源、挖掘内在潜能。

心理咨询师可以借由微光卡,将叙事治疗的精神与哲学观转化为表达性语言文字,为有需要的来访者在生命困顿的时刻带来些许微光,让生命带着希望与力量继续前行。

3. 生涯卡

生涯卡主要指学者们根据霍兰德生涯发展理论、加德纳多元智能理论等为基础原理开发的一系列卡牌，主要用于辅助生涯教育，在活动的过程中探寻参与者的能力、态度、价值观。

本次选用的职业兴趣卡和能力卡是由上海市闵行区教育学院生涯教育项目组于2019年编制的。兴趣卡共12张，分别为现实型、研究型、艺术型、社会型、企业型、事务型的活动卡和职业卡。能力卡共16张，分别为言语智能、数理逻辑智能、视觉空间智能、音乐智能、身体运动智能、人际智能、自我认识智能、自然观察智能的活动卡和职业卡。通过兴趣卡、能力卡，发现和澄清自己的兴趣、能力。

4. 情绪卡

情绪卡是一套为情绪教育与管理所设计的辅助卡牌，可以给个人、伴侣、家庭、团体与班级提供简单而有效的沟通架构，以协助进行情绪的识别、确认、整理、表达、同理、调适与转化。

本书选用的情绪卡由台湾地区彰化师范大学高淑贞教授领衔编制，包含了56张正负强弱不同的情绪卡，正向情绪（26张）：满足、感动、希望、勇敢、震惊、快乐、愉快、喜悦、狂喜、惊喜、沾沾自喜、羡慕、痛快、感激、自信、得意、期待、兴奋、安全、贴心、舒服、放松、安心、骄傲、解脱、幸福。负向情绪（30张）：丢脸、难过、害怕、恐惧、沮丧、忌妒、烦闷、受伤、悲伤、焦虑、愚蠢、孤单、自卑、绝望、不耐烦、自负、紧张、抓狂、失望、矛盾、怀疑、无力、生气、愤怒、痛苦、歉疚、委屈、疲惫、无奈、空虚。凭借具象化的卡通图卡进行视觉刺激，有助于了解和分析抽象的内在情绪体验，除了增加使用者的乐趣与体验感，同时也减少了自我防御与语言的障碍，有利于开启多元情绪与多重可能的探索，只要能够发挥创意，情绪卡的使用便可以变化无穷。

第二节 方法与应用

第一部分 OH卡[①]

案例一:图卡叙说成长路

（一）实施过程

对象:高中学生。

活动目标:

通过四张寓意"过去、现在、未来、能量"的图像卡的自由联想,结合叙事的元素,联结自身,快速地总结过去及展望未来,看见自己在生命中的变化,达到自我疗愈目的。

活动过程:

1. 取出 OH 卡图像卡,充分洗牌,牌面朝下,参与者任意抽出四张图像卡,按照表4-1进行排列。

表4-1 "图卡叙说成长路"图卡排列

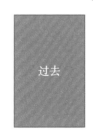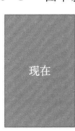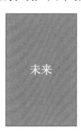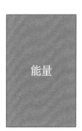

过去　　　现在　　　未来　　　能量

2. 仔细观察卡牌,如果它们分别代表"过去、现在、未来"三个时间点,以及从"现在到未来的能量（资源）",你想到了什么?

3. 请用这四张卡自由联想,编写一个故事,请记住,它们分别代表过去、现在、从现在到未来的能量（资源）、未来,在小组内分享。

4. 请写下,在这个故事中你表达了自己怎么样的期待?拥有什么资源?

---

① 本案例撰稿人:奉贤区教育学院谢怀萍。

为你的故事提炼出 1—3 个关键词,作为对未来的指引。

5. 感悟和分享。

（二）作品解读

图 4-1 是一位高一男生的分享。

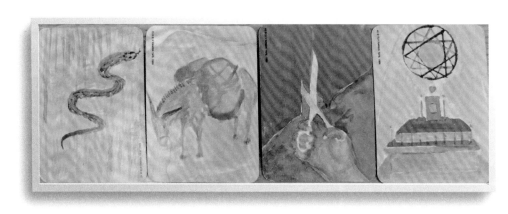

图 4-1

我是一朵云,世间的造物主、神灵给予了我三次变化的机会。第一次,我变成了一条小蛇。我来到人间,是个寒冬。我躺在雪堆上瑟瑟发抖,我慢慢闭上眼睛,以为自己的第一次生命就这么结束了。不知过了多久,我感受到了温暖,我睁开眼睛,发现自己在一个农夫的衣服里。我有些惊慌,一不小心咬伤了农夫,农夫因为我的鲁莽丧失了性命,人间也有了农夫与蛇的故事。我很内疚,想要改变这一切,于是第二次,我变成了一匹牛马。我来到农夫家里,帮助他的妻子儿女耕地劳作,维持生计。一天,我幻想着未来。我想在未来,我会成为剪刀一样的存在,带领人们将黑暗剪去,共同奔向光明。我来这世间三趟,便值得了。我把自己想象成了云,云变化莫测,自由,有很强的可塑性。力量的部分,最初来源神灵,但更多的选择在于云自己,所以真正的力量,是云自己的信念。

我的关键词:弥补、努力、坚持信念。在未来的高中生活里,这是我最想做到的。

图 4-2 是一位高一女生的分享。

父母又把杯中的水倒掉,拿起水壶往杯中倒水,这是今天第七次。我拿起

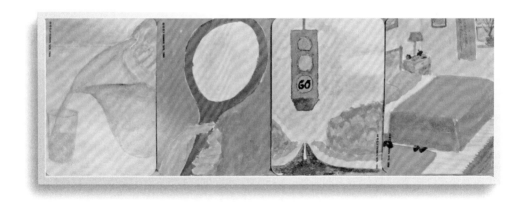

图 4 - 2

镜子照着我自己，我的脸因为长期喝饮料而生出雀斑，我十分难过。在家里自暴自弃，父母不愿见我如此，决定带我去皮肤科医院看看医生。路上，我看着路边的红绿灯陷入了沉思：连交通都有规则，是我无视了人体的规则吗？我望着后视镜中的自己，自从脸颊生出了雀斑，我变得越来越自卑，不愿意见人，连说话都没有底气，或许我该做出什么改变了吗？

从医院回来，医生与父母给了我莫大的鼓励，让我重新找回了过去迷失的自我，或许每个女生都有自己的缺陷，但不能因此否定自己，每个人都是独一无二的个体，说不定你的缺陷正是你的特别之处，也是别人喜欢你的地方。

我的关键词：接纳、爱和独一无二。

图 4 - 3 是一位高一男生的分享。

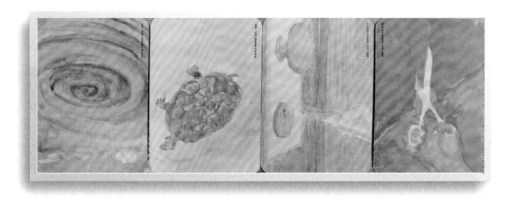

图 4 - 3

从前有一个偏远的小镇，在那里能够看到海边初升的太阳，能够看到落日余晖。但是小镇上的人们却过得十分艰难，房屋破烂不堪，人们只能维持温饱。因为小镇时常遭受着台风的袭击，小镇上的人好不容易建起来的房子都会被台风吹倒，小镇人用乌龟爬行的速度建起房子，有一天小镇上的一个小孩想到了解决的办法，他把自己的想法告诉了村长，村长就像得到了开门的钥匙一般豁然开朗，他召集了村里所有的村民告诉他们要在下一次的台风到来之前用砖头建好房子，而不是用木头建造房子。只有这样才能够抵御下一次的台风，村民们得知后加快了建房的速度，改变了建房的方式，用最快的方式建完了房子。后来他们不断改进建造出来的房子已经不害怕台风了。他们不断地突破，不断地改进，寻找美好的追求。

我的三个关键词：钥匙、改变、突破。就像我一样，之前学习让我苦不堪言，学习的速度就像乌龟爬行一样慢，后来我找到了学习的关键，慢慢地我开始改变自己的学习方法，成绩有了不小的进步，我会不断地突破自己，让自己不断进步。

（三）原理说明

"图卡叙说成长路"带领参与者告别过去、展望未来，特别适合当从一个环境到另外一个环境，从一种身份角色转变为另外一种身份角色的参与者的个案或团体辅导，本活动的案例来源于高一年级的新生入学团体心理辅导，旨在借助 OH 卡和叙事隐喻的结合，引导学生编写成长故事，分享成长体悟，总结过去的得失，对高中生活产生美好的愿景。

叙事疗法是一种常用的心理辅导方法，它强调参与者内在疗愈潜能的开发和互动的治疗关系，通过叙事（故事）中的隐喻来进行投射和映射，通过适当的引导，让参与者在讲述故事的过程中与内在的自己做联结，从故事回归感性，一旦与自己的真实感受联结，便能产生新的领悟，心理成长的作用也自然发生。

在开展本活动时，首先带领者可根据不同的群体设计不同的引导语，帮助参与者进行更深层次的觉知，例如在本活动中，教师在每位同学编好故事进行分享后，继续引导其思考故事中的三个关键词，和这三个关键词与自己的关系,通过三个关键词的总结,同学们自然而然地将情感投射到了自身,产生真实的领悟。

案例二:打开心窗

(一)实施过程

对象:高中学生、中小学教师。

活动目标:

利用 OH 卡结合心理学理论周哈里窗(Johari Windows)帮助参与者进行自我探索,更深入地了解自己,强化自我意识。

活动过程:

1. 本活动使用 OH 卡图像卡,也可以加上孩童卡的人像卡,取出图像卡和人像卡,充分洗牌,牌面朝上,按照表 4-2 进行排列。

表 4-2 "打开心窗"图卡排列

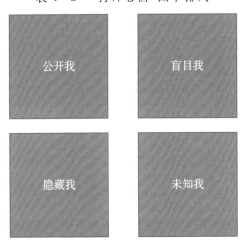

2. 参与者仔细观察卡牌,选出两张图卡,分别代表公开我和隐藏我。

3. 将剩下的卡牌充分洗牌,牌面朝下,参与者任意抽出两张卡牌,分别代表盲目我和未知我。

4. 将四张卡牌一次性放入周哈里窗的相应位置,仔细观看,与之产生联结。

5. 感悟与分享。

（二）作品解读

图4-4是一位高一女生的分享。

公开我：是一个很渴望友情的人，从小学到初中都没有什么朋友，进入高中后好像这方面也不是特别如意，虽然我在人际关系上已经表现得很主动了。

隐藏我：这个走廊很深，而且一个人也没有，让我觉得很凄凉很孤独很黑暗，跟我的内心有点像，小学的时候被人欺凌过，那是一段黑暗的日子，我希望门后那束光是太阳，可以温暖我，找到朋友。

盲目我：抽到这张卡片，是一个非常腼腆的女孩子，我猜，也许我给人的印象可能就是比较腼腆吧，想交到朋友还是要主动一点、热情一点。

未知我：这是一个妈妈在喂自己的孩子，跟我目前的学习生活好像没啥关系，不过感觉很温暖，如果以后我有孩子，也会非常有母爱的。

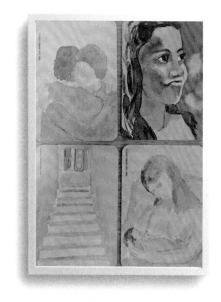

图4-4

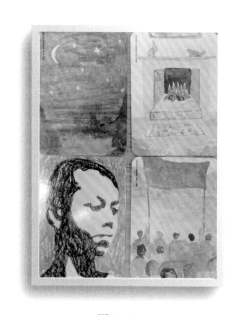

图4-5

图4-5是一位高一男生的分享。

公开我：我表现在众人面前的样子应该是那种比较宁静，不争不抢，岁月静好的样子。

隐藏我：但其实内心深处，我觉得自己有点好胜心，但又很自卑，总喜欢跟别人比较,比得过就开心,比不过就不开心,算有点阴暗吗? 有些想法挺冲动的,喜欢空想,但这些真实的想法我经常会隐藏起来。

盲目我:这可能是一个壁炉,温暖吧,我不知道旁人对我的感觉是不是温暖。

未知我:我觉得我现在能有这么多朋友,还是因为自己给人呈现了最好的一面吧,想追光,自己首先要发散光。

图 4-6 是一位高一男生的分享。

公开我:我没什么存在感,也有点孤僻。

隐藏我:特别想做一个开朗的人,面朝大海,有广阔的心境。

盲目我:这张卡好像说的就是我啊,大家扎堆在聊天,我就是站在旁边的那个人,我觉得她的手好像在捂着耳朵,是她不想听吗?

未知我:其实我也不知道我有什么自己不知道的特点,从来没想过这个问题,或者经常处在混乱的状态吧。

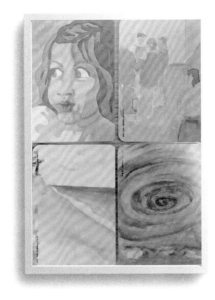

图 4-6

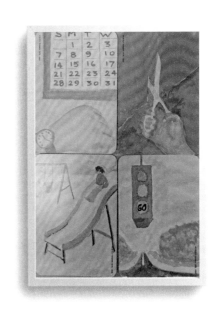

图 4-7

图 4-7 是一位高中德育教导主任的分享。

公开我:我是学校的德育主任,平时的工作非常忙碌,经常是从早忙到晚,回家还有处理不完的事情,时间都在忙碌中度过。

隐藏我:从外观上看我是一个个性沉稳的人,但是我其实很大大咧咧,不爱记仇,性格像小孩子一样,吵吵闹闹过后还可以是好朋友。

盲目我:目前的工作让我干得很抓狂,这么忙是为了什么?经常会萌生辞职的想法。

未知我:前路茫茫,站在十字路口不知道该往哪个方向。但是图片给我指示,继续向前,一路绿灯!

(三)原理分析

本活动的设计思路来源于著名的自我意识理论"周哈里窗",被称为自我意识的发现—反馈模型,它把人的自我认知分为四个部分:公开我、盲目我、隐藏我、未知我。

在青少年成长阶段,自我意识的探索与完善是人生的重要课题,通过OH卡将模型具体化,不仅增加了活动的趣味性,调动了参与者的积极性,同时也能从潜意识层面激发参与者的投射,获得更深层次的探索。

因为本活动可能涉及到个人不想表露的隐私或者痛苦的记忆,所以在实施过程中,团体带领者要特别关注安全、温暖的氛围的营造,强调团体心理活动的规则,重申OH卡体验的精神,不在团体外讨论成员个人情况,不对成员的分享进行价值观评价。此外在过程中,团体带领者也需要强调,成员可以有选择性地分享自己的周哈里窗。

案例三:我的教师生涯

(一)实施过程

对象:中小学教师。

活动目标:

通过澄清个人的生涯发展目标、现状分析及重新回忆自己的生涯"高光时刻",强化生涯梦想,找寻新的发展动力。适用个人或团体。

活动过程:

1. 取出图像卡,充分洗牌,牌面朝下,参与者任意抽出四张图像卡。

2．将抽出的图像卡翻开，仔细观看抽出的四张图像卡：

① 选出一张图像卡代表当年选择从事这项职业的初心或梦想。

② 选出一张图像卡代表目前的工作状态。

③ 选出一张图像卡代表目前最大的困惑或阻碍。

④ 选出一张图像卡代表从事本职业后最大的成就或最开心的时刻。

3．将选出的四张图像卡按表 4 - 3 进行排列

表 4 - 3 "我的教师生涯"图卡排列

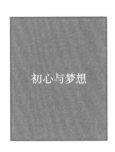 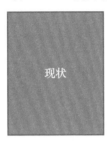 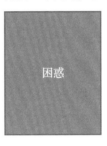 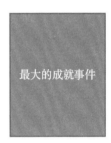

| 初心与梦想 | 现状 | 困惑 | 最大的成就事件 |

4．分享感悟阶段。对这些卡牌内容进行叙述，并回想在整个过程中想到些什么，在自己的职业生涯中哪些因素是对自己有帮助的。

（二）作品解读

图 4 - 8：此次参加 OH 卡体验，是那样的愉悦、放松，也让我在其中探索自我。的确，似乎冥冥之中自有天意，摸到的每一张卡片似乎都能和自己产生链接，也让自己在其间进行自我认识，调节自我的认知。

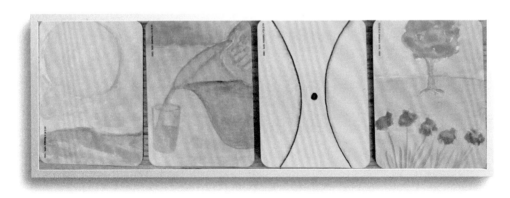

图 4 - 8

卡1:在"我的教师生涯"主题活动中,围绕着"心中的诗和梦——我心中的梦想",我想到了自己从小由于受父亲的影响,就一直想做一名老师,之后在每个学习阶段都在追逐着这样的梦想。因为我觉得教师是一个非常光明的职业,就如卡片中那金黄的太阳,给人温馨给人温暖;而天空的清澈,就如同校园是如此的单纯,一望无际的绿地,让人充满着希望,自己充满希望也给别人带来了希望,这就是教师这个职业在我心中最初的样子。因此,在我中考面临择校选择时,高考面临择校选择时,我都不断追寻并实现了当老师这一目标。

卡2:做教师以来,我严格要求自己,不断提高着自己,不断学习,在学习中,在教育教学实践中也不断地追求着更高的职业发展。"在脚下的黑土地——目前的工作状态",我选择的卡片是如此贴合我的内心,因为我觉得作为一名老师要给学生一杯水,自己就要有一桶水,那蔚蓝的海水注入孩子的心灵,抚慰人的成长。所以我觉得自己在这个方面做得还是很令自己满意的,我完全能胜任目前的工作。

卡3:在"眼中的迷雾——遇到的最大的困惑或阻碍"一环节时,我选择的是第3张图片。在一条道路当中有一个黑点,就如同一个瓶颈,这个瓶颈如何突破,就像我目前在职称评定上面所要遇到的最大的困难,在职称评定中,我觉得自己在教科研方面还有着一定的差距,发表的文章还不够多,所以要突破这样一个瓶颈。另外,我要评班主任的高级职称,那么就要面临全市选拔,给我带来的压力也非常大,所以这算是我职业发展的瓶颈也是我要努力去突破的。

卡4:"手中的玫瑰——我从教以来最为开心的,最有成就感的事情",其实就是孩子对于自己的认可,这不由得让我想到了在每次的春游秋游活动当中,学生非常主动地把他们手里的零食送给我,我就觉得特别的快乐开心,已经毕业的孩子能够回学校来看望我,甚至还给我送来了鲜花,那真是最大的幸福。

能够永怀初心,是一种幸福,能从中体会到快乐,也是一种幸福。

图4-9:

卡1:"心中的诗和梦",我是一个从教二十几年的教师,回想当时从事教师职业的初衷,貌似并没有太多想法,我们那个年代选择当教师无非就是摆脱

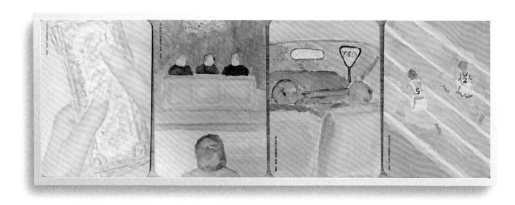

图 4 - 9

农村户口,能够有一个所谓的"铁饭碗"。

卡 2:这张卡片简直是教师这份工作的真实再现啊,教学要求、科研要求、行政要求……感觉每天都在接受各种法官(条线工作)的审判,我觉得,我的现状是常常疲于应付吧。

卡 3:最大的困惑可能还是对这份职业的迷茫吧,看似方向盘握在自己手里,但到底该往哪条路去有时却不是自己能决定的,总是被动接受很多工作。这也许是大部分人的困惑,不过再想想,至少方向盘还在自己手里,我还是可以把握自己的节奏的吧。

卡 4:从教以来最大的成就,那肯定是我的学生们能够有自己美好的未来,奔跑在自己人生的道路上。

图 4 - 10:

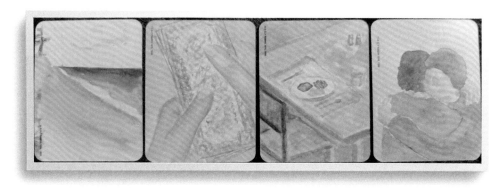

图 4 - 10

卡1：我的人生理想，"生活除了眼前的苟且，还有诗和远方"，能面朝大海，体验春暖花开的欢喜，这是我的，或者说大部分人梦中的生活方式。

卡2：现下一个中年家庭主妇＋职场女性的现实焦虑所在，"钱不是万能的，但没有钱是万万不能的"。或许卡1中的憧憬和梦想，"诗和远方"离我们渐行渐远，"眼前的苟且"，才是让人不得不折腰的无奈。

卡3：这次OH卡之旅中的"王牌"，和我粘连至深，每一轮的盲抽，必定是我的首张专属卡。唤起的是疫情在家网课期间，既能化身美女主播兼顾忙碌的教学工作；又能化身顾家妈咪，每天用不那么娴熟的厨艺为孩子们准备营养均衡的爱心餐；还能每天一探老父老娘，给他们跑腿送菜……那时，忙是真忙，乱却不乱，每天生活充实，内心丰盈。因为家庭和事业的兼顾，内心的平静是前所未有的。所以，这张牌，也是我最重要的卡。或许，卡3是在给我某种提示，是时候做出一些选择和改变了。

卡4：我想，这是预示着当我进行调整之后，家人间的关系会更加亲密。

（三）原理分析

本活动适用于生涯个人咨询或同质性团体辅导，特别是处于职业倦怠期的人。第一张图像卡帮助参与者重温职业生涯的初心，回忆当初的生涯选择；第二、第三张图像卡讲述自己的工作现状与困惑，在同质性团体辅导中一般能引起小组成员的广泛共鸣，达到情绪宣泄和小组成员情感支持、互助的作用，极大地调动了团体动力，而且参与者通过盲抽获得第二、第三张图像卡，可以帮助参与者更好地觉察自己的困惑；最后则是从事这份职业以来最有成就感的事情或最开始的时刻，对于每一份职业来说，正是这一次次的生涯"高光时刻"，强化生涯梦想，给人以发展动力，本活动以此为结尾，目的在于赋能参与者新的发展动力。

本活动的探索不仅限于教育行业，使用者可根据行业特点，进行活动步骤和问题设计的微调。

第二部分　微光卡[①]

(一) 实施过程

对象:初中学生。

活动目标:

带着好奇、中立、淡然的态度更好地创设一个聆听自己的机会,增进自我接纳与理解。在活动中,与自己建立连接,回顾过去、探索当下、展望未来。

活动过程:

1. 活动使用微光卡,教师引导学生选择三张微光卡图卡来分别代表过去、现在、未来的自己。(见表4-4活动单)

表4-4　"听见'我'的声音"活动单

2. 教师引导语。

"在一生中共处时间最长的人是谁? 是我们自己。比起和他人相处、交流,我们自我陪伴的时间更多,但往往很多时候我们用眼睛观察世界、用耳朵聆听世界、用语言描绘世界,但却没有在意是否有通过多样的途径去感知

---

① 本部分撰稿人:奉贤区教育学院龚雨佳。

自己。

今天有这样一个机会，让我们每个人可以有静下心来观察自己、感知自己的时间。接下来请大家闭上眼睛伴随音乐聆听自己内心的声音（播放音乐），回顾过往、梳理当下、畅享未来，在你的思绪中放松身体、放慢脚步，去探寻不同时期不同的自己。你会在哪里？处在什么样的状态中？正在做些什么？又或者希望能够做些什么？

跟随时光的脚步，我们转身看到过去、再转过身面向未来，请跟随你的内心，找到属于自己的答案。如果你感到已经准备好了，请睁开眼睛、回到当下，寻找三张图卡分别代表过去的自己、现在的自己、未来的自己。"

3. 学生仔细观察卡牌，挑选图卡。

4. 学生说说"过去、现在、未来"每个阶段的自己是怎样的，并为三个阶段命名。

5. 学生分享三阶段下自身的状态、正在做或希望做的事情。

6. 学生为自己的过去、现在、未来三个阶段"命名"，将其写在活动单上并分享。

（二）作品解读

图 4 - 11 是一只鸟，可能是大雁吧？或者是一只鹰也可以。不太确定，大概就是一只自由飞翔的鸟儿。这是过去的我。因为，过去就是幼儿园和小学，那个时候基本上放学回家就可以想做什么就做什么了，很自由。没有那么多考试和作业什么的。可以自由飞翔。嗯……还有就是，那个时候也比较矮、比较瘦。那时的我应该是和朋友们在外面玩吧。周围的人（同学）都跟我差不多，学校里基本能把作业写完了，回到家可以看看电视、小说

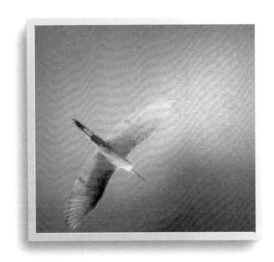

图 4 - 11

或者出去吃饭之类的。有时候周五放学或者双休日，我们还会去商场一起看电影。也有些同学家里报了很多课外班，我可能算是比较幸运的，不算多，周末还能有点时间追追番（看动漫）、做点自己喜欢的事情，还是比较开心的。

我会羡慕过去的自己，不过也没那么羡慕，我喜欢的 up 主说经济独立才是真正的自由，工作赚钱了才会更自由。所以，比起回到过去我还是比较想穿越到未来的，回到过去重来一遍多没意思啊。真正自由地飞翔，应该是迎难而上、朝前看。

图 4 - 12：这张卡片就是现在的我，可以概括为"逆生长"吧（笑）。其实把它放在现在还是未来有点纠结的。我很喜欢这张卡片，一根小小的芽，可以在任何地方生长，迸发出一种强劲的生命力。这张图显现的应该是在铁门的缝隙里找到了一小块土壤，有一种无论在什么地方都能找到方法朝着想要去往的方向生长的感觉。这种感觉，就好像是现在我想要的，也是未来想要的。所以也纠结了一下下，不过后来看到了第三张卡片，就决定把这张放在现在了。

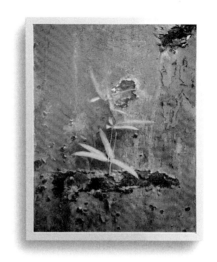

图 4 - 12

初中到现在其实考试变得多了很多。作业量据说我们学校也不算多的，但是和五年级的时候相比，有时候会做到很晚。尤其数学作业，我本身也不太擅长，就有种艰难的感觉和这个小草一样，不过我的处境应该比它好得多了。这张图片和下一张未来的是连在一起的。

图 4 - 13：其实这么一看，三张卡片都是连在一起的。未来的我这张卡当中，集齐了之前两张卡的元素。有第一张里的小鸟，也有第二张里的小草。我刚刚在想，是不是说未来的我，慢慢变老了，会长成一大片草原，就像这只牛一样有了稳定的食物来源和房地产。还可以有时间像我爷爷奶奶一样回顾小时候的经历，在回忆里看到小时候的样子（牛面前的小鸟）。

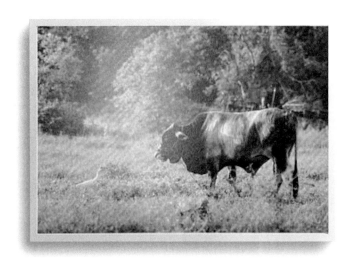

图 4 - 13

未来的自己就是这头牛吧。当然不是说像牛一样劳作,应该是一只很有钱的牛老板。未来想要做像何同学("何同学"代指一位自媒体创作者)一样的有想法也有话语权的人。

(三) 原理分析

在此活动中,学生可以带着好奇进行自我探索。以中立的态度回顾过去、探索当下、展望未来三个人生的不同阶段,与不同阶段的自己对话,建立联结,以增进自我接纳与理解。

学生可以借助微光卡上的图形发散思维,探索自己在不同情景和不同人生阶段的状态与感受。在进行自我对话的同时也能够通过分享增进同伴间的认识与理解。带着好奇、不评价的态度,耐心且细心地倾听自己的声音,感受生命的温度,体会自身无穷的力量与悄然发生的成长。

活动过程中,教师需要做到全神贯注地倾听与包容,看见学生生命的独特性,理解每一个人的与众不同,允许每一个孩子将故事说出来、画下来、写下来、演出来……不同的形式都可以作为他表达自我的途径。同时,教师也需要引导学生更多联系自身去思考,而不是仅仅停留在卡片本身。围绕活动的目标,将故事的主题聚焦于学生自己,故事可以是已经发生过的、正在进行的或者还未发生的,但故事的主人公是学生自己,他说出自己同时也能够听见自己。避免对学生表达内容的评价,更多去共情学生诉说时的情感。制造安全的表达环境,为学生的表达输出提供可持续的安全温暖氛围。

案例二:他们看见了我的闪光点

(一)实施过程

对象:初中学生。

活动目标:

寻找生命中的重要他人并感受亲密关系带给自己的能量,在分享中发现自己的闪光点。

活动过程:

1. 教师引导语。

懂得欣赏他人是一种智慧,也是一种能够在生活中发现美好的能力。回忆在你的生命经验中,有哪些人是懂得欣赏你,发现你的闪光点的。请选出2—3位,并选择图卡进行指代。选择好了图卡,请随着记忆的长河,回到那些闪光的时刻,探寻他们是谁,你与他们发生了怎样的故事,他们在你的身上又看到了什么珍贵特质。

2. 教师引导学生选择三张图卡,代表三个懂得欣赏自己的人。(见表4-5活动单)

表4-5 "他们看见了我的闪光点"活动单

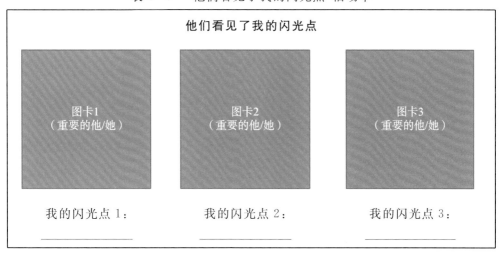

3．学生挑选图卡，在音乐中放松和思考，并分享欣赏自己的重要他人分别是谁，自己与这三个人分别发生了怎样的故事。

4．教师引导学生思考，在欣赏自己的他人眼中自己的闪光点是什么。

5．学生感悟并分享，挖掘自身的闪光点，并写在表4-5上。

6．学生挑选图卡并分享，在教师引导下翻开图卡背面隐喻文字，分享文字内容带给自己的反思或启发。

（二）作品解读

欣赏我的三个人分别是我的一个笔友、我家猫主子、还有外公外婆。

图4-14是我的笔友，是小学的时候在散文贴吧认识的，差不多算是网友，只见过两次。这些不是重点，重点是她特别懂我，我们喜欢看的书、听的音乐类型基本都一样。我们还一起打卡了两次上海书展。她经常会说我文笔好，其实我语文作文分数也没有很高，不过我也觉得她写的小短篇挺不错的，也算是商业互吹吧。说到欣赏我的人，第一个想到的就是她了，真的很会夸人。

其实她写得也很好，但是我们写的题材有点不一样，我喜欢写短篇的故事，她写中长篇多一些。当听到她的赞美时，会觉得自己在做的事情是有人懂的，也是有价值的，而不是像爸妈说的不务正业吧。她对我的欣赏，也成为了创作的一种动力，让自己能够坚持写作，给这个爱好很多续航的电量。

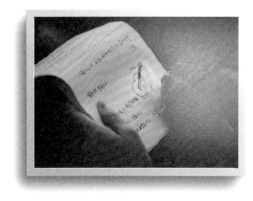

图4-14

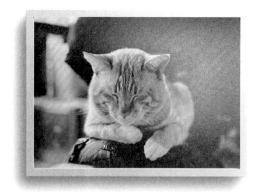

图4-15

图4-15是我家的猫主子。每次晚上做卷子、或者突然情绪低落的时候，她总是第一时间凑到我身边来蹭蹭我，感觉她好像很懂我。在我需要的时候

一直陪在我身边。可以说，她是陪我时间最久的一个朋友。而且她总是会把白花花的肚皮放心地给我挠，有猫主子在，我会觉得我是一个让她觉得很有安全感的饲养员，也可以说是一个靠谱青年了。

图4-16是我的外公外婆。从小我就是外公外婆带大的，因为我爸妈都是做生意的，常年不在家，外公负责盯我作业，小学放学都是外公来接我回家。外婆负责照顾生活，每天都会给我准备早晚餐。现在他们岁数大了，去年开始外公身体有点不好，所以他们搬回了老家，外婆照顾外公，妈妈换掉工作，回来陪我。

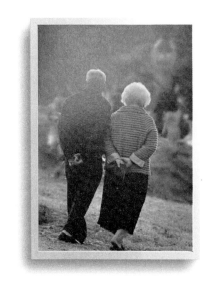

图4-16

从小，外公外婆对我就是鼓励教育，几乎没有责备过我。考试考得差，别的同学回家都害怕被爸妈骂，还会有同学考砸了藏试卷还不肯回家，我就没有这样的烦恼。反倒是他们太包容我，会让我觉得有愧疚感，所以会努力争取下一回不要让他们失望。有他们在，有他们的夸夸式教育，让我变得更加自信和勇敢。

很感谢有他们出现在我的生命中，让我能够真切感受到自己是被关注和被欣赏的。人生百味，有时候我会觉得，我们每个人好像由很多个调味品组成，总有人会被你的独特吸引，这时如果刚好你也欣赏她的独特，那就是最好不过的了。

（三）原理分析

在这一活动中，学生可以通过"欣赏自己"这一角度，寻找生命中懂得探寻自己身上闪光特质的重要他人。在回忆与分享与其发生的事件过程中，感受亲密关系带给自己的能量，在从他人评价的角度增进自我认识的同时，进一步探索亲密关系。

活动中，微光卡的图卡依旧作为辅助学生表达的媒介，帮助学生借由图形发散思维，探索与不同对象之间的关系培养和沟通交流。从分享事件本身，到挖掘事件中的亲密关系以及对象给予自己的积极评价,逐步发现关系对于自己的滋养、给予自己的能量。

教师引导学生在分享与重要他人间发生事件的过程中关注自身的闪光点。减少对分享事件本身的关注,更多聚焦于重要他人对自己的认同与欣赏之处,以及学生对对方的理解与认同之处,促进学生对互相欣赏和包容的双向关系的理解与呵护。

案例三:披荆斩棘的我

(一) 实施过程

对象:初中学生。

活动目标:

回顾自身正在经历的一个困难或挑战,梳理自己的尝试与突破。尝试寻找更多样的资源,激活生命热度,帮助自己应对困难和挑战。

活动过程:

1. 教师引导语。

生命是一个积累的过程,每个足迹都是迈出下一步的资源与力量。在我们不断成长的过程中,生命会给我们抛出各种各样的挑战,在解决难题的过程中探索资源,勇于尝试和突破,会让生命的泉水活力涌动,激发不一样的生命温度。

在这一体验活动中,我们都将化身为勇士,直面生活中的挑战。静下心来思考近阶段是否有正在面临的困境或挑战,针对这一困境或挑战进行卡片挑选,并与同伴分享你身在其中的尝试与突破。

2. 教师引导学生针对自己正面临的一个困境或挑战选择一张卡片。

3. 学生挑选图卡,思考并分享该困境中的自己。(若学生感到卡片与自己所处困境或挑战缺少联结,也可以更换卡片,重新抽取。)

4. 教师提示学生翻过卡片,看看卡片背后所写的文字内容,对应自己正面临的困境或挑战,思考这些文字可以带来什么反思或全新的觉察。

5. 学生可以在所有的微光卡的字卡里抽取带有关键词的卡牌,放在活动单(见表 4-6)内,并将资源词也写在表格内,解读文字内容,并联想拓展自己对资源的理解。这可以帮助学生运用资源,应对面临的困境和挑战。

表 4-6 "披荆斩棘的我"活动单

披荆斩棘的我

图卡1 （困境或挑战）	三张资源字卡

资源 1:_____ 资源 2:_____ 资源 3:_____

6. 学生感悟并分享。

（二）作品解读

图 4-17:这张图中画了在一条雾很大的马路上,一个人背着很重的包在骑车。前面什么都看不见。完全就是我本人了。这个状态,脑袋一片雾、桌子上的书一天堆得比一天高。看看我们班的桌子,连讲台都快放不下了,这大概就是初三。

在这样一个状态中,我真有点压力山大。物理真的太难了,考试也是真的太多了,感觉每天都在堂测和考试间反复横跳。不过大家都一样累,好几个同学也都和我一样还没搞明白之后填报哪个学校,不是我一个人拔剑四顾

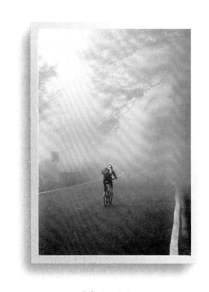

图 4-17

心茫然。初三和前几年相比是高强度且快节奏的。紧张的氛围,会让人感觉有些喘不过气来,"适应"初三的快节奏或许是我们正在应对挑战的一种方法。

图 4-18:如果有一个机会,可以自由选择一些资源来帮助自己闯过难关,我会选择"清理"。第一步,清理一下桌面。这张卡绝了,刚刚还在说桌子上东西太多,一眼就看到了清理,大概是卡片都看不下去要提醒我一下桌子和抽

屈了。现在找张试卷翻半天，但是一直拖延下不去手整理，每天都想着明天就理，已经要啥啥找不到了。要当机立断，今天就理，说到做到！

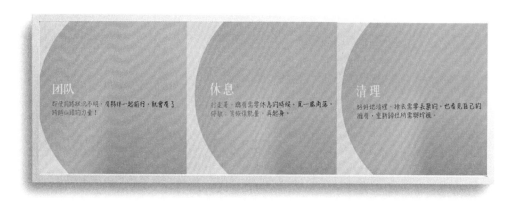

图 4 - 18

关于团队，我想，要不是看到周围的同学都一样埋头刷卷子，我一定坚持不下去。我也不算一个很自律的人，坦白说，周末在家的学习效率真的低，但是周一到周五，我看着大家这么努力真的会受到刺激一样自己也开始拼，团队确实很重要。

最后选了一张休息。谁会不想好好休息呢，太累了，每天六点起，十一点十二点睡。等中考结束了，每天一定要睡个够，起码要睡十二个小时。

"清理、团队、休息"都是现在或者未来能够努力争取到的资源，果断且勇敢地尝试探寻资源，助力自己也助力团队把挑战拿捏住，不待明天，就在今天！

（三）原理分析

在这一活动中，学生可以通过回顾生活中正在经历的困难或挑战，借助微光卡媒介梳理在应对困难或挑战过程中自己的尝试与突破。并发现自己的努力措施和身边的可获得资源，尝试寻找更多样的资源，激活生命热度，帮助自己应对困难和挑战。

活动中，微光卡的图卡以及图卡背面的文字隐喻内容都是辅助学生表达的媒介。从分享困难和挑战事件，到整理自己的努力与突破，再到身边可利用资源的挖掘，教师需要注意用心倾听，帮助学生在梳理过程中发现自己的勇敢与不易，同时鼓励学生继续向前，挖掘身边已经显现或潜在的资源，尝试着直面挑战、激发勇气，从而更好地应对充满新奇未知的成长之旅。

第三部分　生涯卡牌[①]

（一）实施过程

对象:初中、高中学生。

活动目标:

通过生涯兴趣卡,了解霍兰德职业兴趣类型;发现和澄清自己的职业兴趣;探索符合自己兴趣的相关职业。

活动过程:

生涯兴趣卡牌有以下四种玩法,而且每种玩法有着不同的操作步骤。

1. 活动中隐藏的爱。

第一,学生在教师的带领下一边辨认每张卡片上呈现的活动,一边选出自己日常喜欢的活动。喜欢的活动集中在哪张卡牌上,就表示了个人的兴趣类型。

第二,请学生们根据兴趣类型进行分组。

第三,请学生们在组内分享个人喜欢的1—2个活动,以及在这些活动中个人享受和喜欢的是什么。请小组成员共同总结,这个兴趣类型的人都有着怎样的特点,并为小组想一句团队广告语。

第四,在班级范围内进行团队宣讲和展示。

第五,给予第二次机会,请学生思考是否要调整个人感兴趣的类型和分组,如果有,可以有调整,并分享原因和感触。

2. 我心有多属。

第一,教师带领学生们辨认每张卡牌上呈现的活动;

第二,请学生绘制表格,并填写(可不限于10个);

第三,请学生总结,个人喜欢的活动比较多集中在哪2/3个类型上;

第四,请学生与搭档(小组内)分享;

第五,教师讲解霍兰德一字码、二字码和三字码。

---

① 本部分撰稿人:闵行区教育学院李攀。

3. 我要发展我的爱。

通常在学生已经确认个人兴趣类型之后,请相同兴趣类型的同学组成团队,并讨论这一兴趣类型的同学可以完成如下哪些活动?

第一,在学校举办一场活动;

第二,围绕大家喜欢的一个学科,设计一个小课题;

第三,可以尝试在家里做的一件对家庭有贡献的事。

4. 我的无限可能。

第一,教师带领学生们辨认每张卡牌上呈现的职业,并请学生选择个人感兴趣的职业卡牌。卡牌集中在哪个类型上,就表示了个人的兴趣类型。

第二,根据兴趣类型进行分组——相同兴趣类型的学生分在一组,每组选择一个职业,课后调研并分析从事该项职业的要求、所得与榜样人物。

要求:专业要求、学历要求、技能要求、素养要求、其他要求。

所得:发展路径、薪酬、声望等其他所得。

榜样人物:榜样人物及其成长故事,要向榜样人物学习的方面。

(二) 作品解读①

图 4-19、4-20、4-21 和 4-22 是一个高一男生小蔡在职业兴趣卡牌活动中选择的卡牌图:

图 4-19

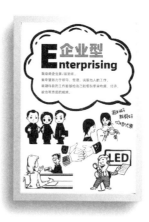
图 4-20

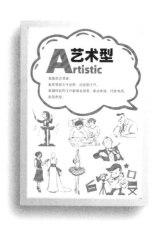
图 4-21

---

① 本作品由华东师范大学第二附属中学紫竹校区李芬青老师提供。

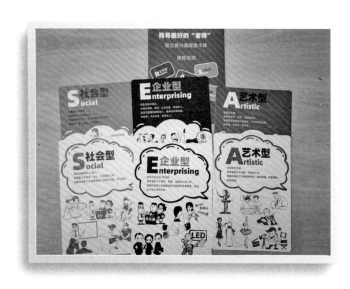

图 4 - 22

我的职业兴趣代码是 SEA。律师、人事经理和设计师是我比较感兴趣的几个职业。精算师、机电工程师、飞机工程师等这些是我肯定不会选择的职业,太枯燥了,我对和数字、机器打交道的职业一点兴趣都没有。相对来说,我还是喜欢和人打交道。

在"会选择""不会选择"和"有点犹豫"三类卡片中,我发现我会选择的职业有点多,不会选择的职业也很多,有点犹豫的职业相对较少。

(三)原理说明

职业兴趣是指人们对不同类型的工作、活动的心理偏好程度,职业兴趣与职业(专业)匹配,可能增加职业满意度,带来职业成就感和提高职业稳定性。

霍兰德将人的职业兴趣分成六种类型:实际型、研究型、艺术型、社会型、企业型、传统型。他认为每个人的职业兴趣决定着他所适合的工作类型。职业兴趣可用一个三字母的兴趣代码表示,如 SEA 等。第一个字母是首要的兴趣;第二和第三个字母是次要和第三层的兴趣。学生职业兴趣代码的首字母是 S 社会型,说明学生对和人打交道的工作感兴趣。

通过职业兴趣卡片,对不同职业的兴趣和选择可能性进行探索和了解,不是要确定一个未来的职业,而是帮助学生结合自己的兴趣、特长、选科情况和专业特点等因素,找到一个可以结合的起点,开始聚焦、了解,为高考后的志愿填报做好准备。后续我们还可以通过专业信息了解,校友面对面咨询,职业体验,职业人物访谈等方式进一步探索了解自己的职业兴趣。

案例二:发展最优能力

(一) 实施过程

活动对象:初中、高中学生。

活动目标:

通过生涯能力卡,了解自己的真实能力。从选择的快或慢,决定的果断或犹豫,思考方式简单或复杂,对自己的能力了解清楚或模糊,信息的获得是正确还是错误等进一步地澄清。

活动过程:

能力卡牌有以下四种玩法,而且每种玩法都有着不同的操作步骤。

1. 我的优能我的"长"。

第一,将同学们两两组伴。

第二,学生在教师的带领下,一边辨认每张卡牌上呈现的活动,一边填写表单,即填写自己擅长从事的活动,以及伙伴擅长从事的活动。

第三,同伴之间相互反馈,并梳理两人针对其中一人选择的擅长从事的活动,有哪些一致,有哪些不一致? 有不一致的,请同伴进行反馈,为何会选择这一项活动? 是因为看到伙伴在这项相关的活动中有着怎样好的表现吗?

第四,各自擅长的活动比较多集中在哪项智能上,这便是个人的优势智能所在。

2. 我的成就故事我的"长"。

第一,将同学们两两组伴。

第二,学生在教师的带领下,一边辨认每张卡牌上呈现的活动,一边请学生选出自认为很擅长从事的1—3项活动(不一定限于卡牌上的示例),将这些活动所属的智能类型暂定为自己的优势智能。

第三,请同学,就这1—3项个人擅长从事的活动,回想三段成就故事——即在某段让自己有成就感、自豪感的故事,以及在其中很好地完成了某一项(或某两项)与活动相关的任务的故事。

第四,两两同伴相互分享成就故事,并相互反馈每段成就故事是否能够很好地说明自己/同伴的优势智能? 在每段成就故事中,是否还能显示出自己/同伴擅长从事的其他活动,以及这些活动所属的智能类型?

第五,共同总结,各自的优势智能有哪些? 各优势智能的排序是怎样的?

3. 我要发展我所长。

第一,教师带领学生们辨认每张卡牌上呈现的职业,并请学生选择能够发挥个人优势的职业有哪些,这些职业比较多地集中在哪项多元智能上。

第二,请相同优势智能类型的同学组成团队,并讨论这一优势智能的同学作为一个团队,可以完成如下哪些活动? 如,在学校举办一场活动;围绕大家喜欢的一个学科,设计一个小课题。

第三,尝试在家里做的一件对家庭有积极贡献的事。

4. 我的未来不是梦。

第一,教师带领学生们辨认每张卡牌上呈现的职业,并请学生选择能够发挥个人优势的职业有哪些,这些职业比较多集中在哪项多元智能上?

第二,根据优势智能进行分组——相同优势智能(尽量选择每位同学的最优智能)的学生分在一组,每组共同选择一个职业,课后调研并分析从事该项职业的要求、所得与榜样人物。

(二)作品解读①

图4-23、4-24、4-25和4-26是九年级女生小茗的强项能力卡,她选择的是"数理-逻辑智能""言语智能""人际智能"三张卡,她认为这些是她未来职业(推理小说家)所需要的能力。

---

① 本作品由上海市闵行区梅陇中学郁丹蓉老师提供。

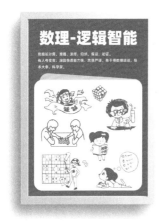

图 4 - 23

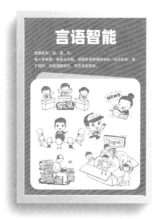

图 4 - 24

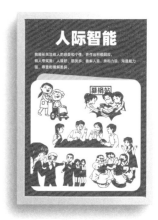

图 4 - 25

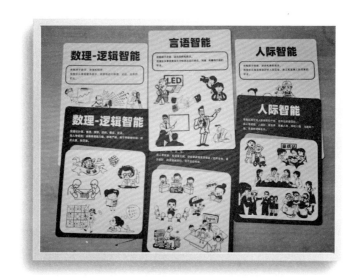

图 4 - 26

　　小茗因升学的事情，常跟妈妈吵架，不愿学习而喜欢玩电竞游戏，觉得不论职业玩家还是游戏主播、运动员都是沉浸于游戏之中，不需要解决现实生活中的烦心琐事。而当老师问及三张卡上的能力和现在的学习是否有所关联时，小茗表示出迷茫和困惑，但在思考之后得出，数学是逻辑思维能力，言语智能应该对语文有帮助，人际智能需要学会面对唠叨的妈妈。其实小茗有一定的这三张卡上的能力，但由于眼前烦恼导致她往往会忽略自己的能力，或者把能力和学习割裂开。要让学生认识到能力在学习中是潜移默化地体现的，并不是没有学习的能力，而是要学习运用自己的能力于学习中。

（三）原理分析

生涯能力卡是根据美国哈佛大学霍华德·加德纳（Howard Gardner）教授提出的多元智能理论开发而成。该理论提出：传统上，学校注重学生在逻辑-数学和语文两方面的发展，但这并不是人类智能的全部。每个人同时拥有八项智能，但不同的人有不同的优势、劣势智能，也有着不同的智能组合。每一类智能存在多种表现形式。智能之间通常以复杂的形式共同起作用。每项智能在每个人身上的发生、发展顺序不同。智能是可以发展的，大多数人都有可能将任何一种或两种智能发展到令人满意的水平。智能的发展方向和程度受环境和教育的极大影响。可以创设不同的教育情境，运用不同的教育手段和策略完成不同的活动任务，促进每个个体不同智能的发展。

通过选择生涯能力卡，可以帮助学生了解自己的真实能力。从选择的快或慢，决定的果断或犹豫，思考方式简单或复杂，对自己的能力了解清楚或模糊，信息的获得是正确还是错误等进一步的澄清中，教师从不同的侧面了解到学生的性格特点、价值观取向、对自我的认知等，给生涯辅导提供了真实的资料，为生涯规划提供了依据。

第四部分　情绪卡[①]

案例一：情绪猜猜猜

（一）实施过程

对象：初中学生。

活动目标：

（1）在团体辅导中，学生通过情绪表演来识别并确认情绪形式。

（2）学生体验情绪表达并感悟正向情绪和负向情绪。

操作步骤：

1. 将情绪卡拿出，随机打乱顺序后背面朝上放在桌子上。

---

① 本部分撰稿人：奉贤区尚同中学叶峻。

2．学生依次上前随机（或按照顺序）抽取一张卡，表演出卡牌上的情绪。

3．表演完后，同时要举例在什么情况下会产生这个情绪。

4．其他学生推测此情绪并抢答，教师可适当引导和提醒。

5．当情绪被猜对后，教师将情绪卡分类贴在或者写在黑板上，分为正向情绪和负向情绪。（见表4-7）

表4-7 "情绪猜猜猜"活动单

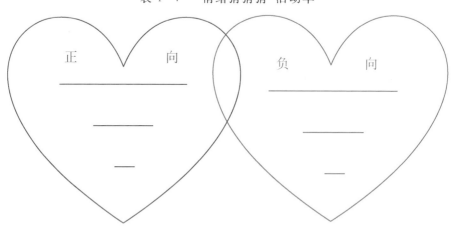

6．直到情绪卡用完或者每一位学生都已参与为止。

（二）作品解读

活动片段1

图4-27：初一学生小艾抽完卡后开始表演，她昂首挺胸，面露笑容，嘴角上扬，眼睛微微地闭上，同时双手拍了拍自己的肚子。其他学生立马猜测：是开心！是快乐！是轻松！从小艾同学的表现中大家都能看得出这是个正向的情绪，但那几个答案似乎都不是正确答案。随后小艾又发出了"欸，嘿

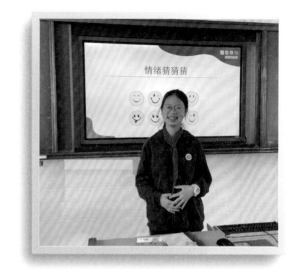

图4-27

嘿"的声音,脸上的笑容更明显了。同时描述当她放学回到家,看到桌上有一堆零食的时候就会有这个情绪。同学们又猜那就是开心或者是惊喜!可是小艾同学的脸上并没有惊讶的状态。同学们似乎遇到了瓶颈,一个个都在那低语沉思:究竟是什么情绪呢?看到此景,小艾继续补充道,这些零食都是我爱吃的,然后我就躺在沙发上边看电视,边吃零食,超级舒坦!

"是满足!"一个声音划过教室,小艾同学听到后重重地点了点头给出了肯定的回应。同时那位同学表示,当自己可以睡到自然醒的时候也会非常满足,这一情景得到了班里的很多同学的认同。看来同学们平时都很缺觉啊,睡饱了确实是件十分令人满足的事情。

教师随后将该情绪用红色粉笔写在黑板上的正向情绪区域。

活动片段 2

图 4-28:初二学生小裴抽完卡后开始表演,他将头一歪,眼睛向下看,嘴角也是往下掉,而且整个人显得很松垮,同时还叹了一口气。同学们见此情景立刻就猜是伤心!难过!无聊!可是都不正确。于是小裴同学将两手向下降,显得很沉重。其他学生依然七嘴八舌地推测着,并追问是几个字。小裴同学回答道是两个字,而且当拿到数学试卷,发现刚及格的时候就会有这个感觉。又有同学猜是悲伤!其他同学都笑出了声来。小裴同学又补充道,自己已经很努力了,没想到只是刚及格。

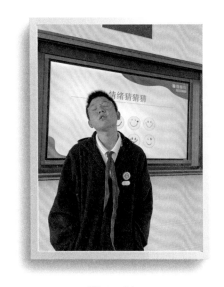

图 4-28

"我觉得是无奈,因为我也发生过这样的事情",李同学弱弱地说道。小裴和李同学相视一笑。确认了答案后同学们纷纷表示在小长假的时候,要完成好多作业就是让人挺无奈的事。

教师随后将该情绪用蓝色粉笔写在黑板上的负向情绪区域。

（三）原理分析

"情绪猜猜猜"是让学生认识和识别情绪类型的一个团体活动,情绪识别对于初中生来说并不是一件太困难的事情,情绪表演这样的活动形式能够吸引学生,让他们积极参与其中,并且还可以满足这些"小戏精"的表演欲,也激发了他们的创造力,同时其他学生在识别和确认情绪的过程中也加深了对情绪形式的认识和理解,当学生表演的情绪被猜对时,也是被同感和被认可的,他的情绪表达也被接纳了。在团体活动中,个体间就产生了牢靠的联系,营造出一个安全的氛围。

情绪的正向与负向

在对情绪进行正向还是负向的分类时基本不会存在分歧,只有少数情绪比如震惊、安全和无力会让学生产生困惑,此时就可以让所有同学都去模拟体验一下这些情绪,去感受自己当下的身体反应是舒适的还是难受的,有个别学生对特有情绪的感受性或许并没有那么强而依然坚持自己的想法时,教师正好可以引出中性情绪的分类,正负情绪间也不是绝对的分割开的,而是有联系的。

由于有几个情绪比较接近,比如快乐、愉快、喜悦等,学生在表演过程中可能难以较好地将其表现出来,他们会有些紧张,此时教师要适当引导,比如在表情的夸张度、肢体的运用等方面,同时要鼓励学生大胆展示,表演出自己理解的样子就可以了。在描述情境的时候同样可以适当点拨,将事件具体化,将程度形象化,方便其他同学去同感和确认。

活动过程中还需要对学生个体情绪经验的追问,以及情绪表现形式的补充完善,教师需架构好一个足够安全和自由的空间让学生们能大胆展示,哪怕表演得不够贴合、准确,台下的同学也能做到不指责。

案例二:情绪换一换

（一）实施过程

对象:亲子关系不良的初中学生。

活动目标:

在个体辅导中,来访者通过情绪卡的选择和意义解读来梳理亲子间的关系。

操作步骤：

1. 来访者坐在椅子上做放松冥想，回顾近期与父亲或母亲之间发生的事情，感受那些事情带给自己的情感体验是什么。

引导语：首先，请你以一个舒适的姿态坐在椅子上，闭上眼睛，回忆一下最近与爸爸之间发生的故事，可能是发生在家里，可能是发生在外面，或许是关于学校的事情，抑或是关于家人间的事情。再请你回忆一下，在发生那些事的时候，你的心情如何？又产生了哪些情绪呢？如果你已经回忆好了，那么就慢慢地睁开眼睛。（伴随轻音乐）

2. 来访者根据刚才的回忆，在56张卡片中选出"相关联的情绪"，一般控制在5张内，按照下面的表4-8活动单排列。

表4-8　"情绪换一换"活动单

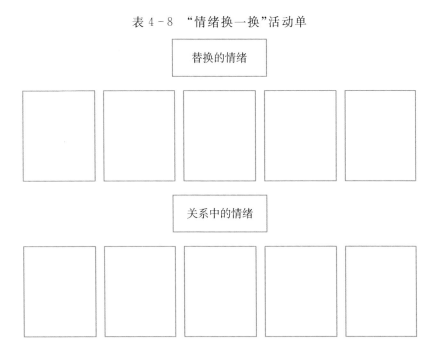

3. 来访者叙说每一张情绪卡背后的故事，咨询师帮助梳理。

4. 启发来访者可以将自己希望和期待的情绪卡牌来替换不想要的情绪卡牌，替换的情绪卡放在表4-8活动单相应的位置上。

（二）作品解读

来访者资料：小欣，六年级女生，父母离异，与父亲一起生活，父亲腿脚有残疾，但能站立和行走。父亲虽然身体不好却十分关注孩子的学习和教育问题，而且容易因为小欣的学习态度和表现不好而严厉批评她。

首先跟随着引导语，咨询师让小欣进行了简单的放松。

图4-29是小欣放松后开始在情绪卡牌中寻找刚刚联结到的情绪，小欣在3分钟左右的时间里一共找出了5张情绪卡，分别是快乐，矛盾、怀疑、无奈和愤怒。咨询师在小欣确认的同时将情绪做了分类。

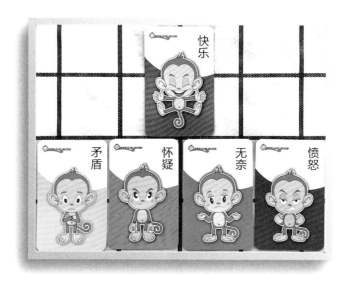

图4-29

随后小欣便一一说出了每张情绪卡背后的故事。提到矛盾，其实是和爸爸上周有了点矛盾，原因是爸爸怀疑她没有做作业，过程中经过解释也没有被接受，所以很无奈，还批评教育了她，认为她说谎，不是一个诚实的孩子。所以小欣感到很不开心并很生气。原来这几个负性情绪都是一件事引发的。随后小欣又解释了快乐是因为昨天自己的英语默写进步了，所以爸爸奖励了她一支好看的笔，所以感到很快乐！

图4-30：咨询师与小欣梳理了她和父亲的亲子关系与互动状态，发现小欣能够理解爸爸对自己的严格，但同时又很讨厌他的臭脾气，所以希望爸爸能

有所改变。因此,咨询师让小欣挑几个情绪来替代那些不想要的情绪,小欣分别找了放松、幸福、喜悦和惊喜替换了 4 个负向情绪,并表示希望爸爸对自己不要这么严厉,可以放松一点,这样就感到幸福了,然后他的脾气变得好一点,自己就会很喜悦了。但小欣觉得这件事很难发生,爸爸的脾气能变得好一点就是惊喜了。如果爸爸能够准备更多的奖品,买更多好吃的,那就更惊喜、更幸福啦!

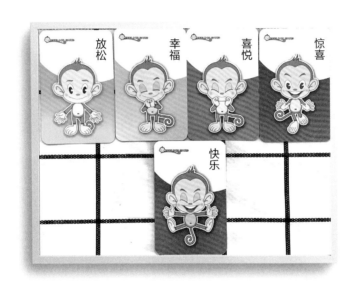

图 4-30

同时,咨询师与小欣共同分析如何才更有可能让父亲发生改变时,小欣总结只要自己能做到上课认真听讲、回到家按时完成作业,那么好脾气的爸爸就会出现啦。

(三)原理分析

"情绪换一换"是在个体咨询中使用的一个活动,用冥想放松的方式让来访者回忆近期亲子间发生的事件,再去借助情绪卡来叙说,能让来访者相对客观地将关系描述清楚,也能让咨询师更具体化关系中的矛盾与问题。

替换卡牌与期待是这个活动中比较重要的一个环节,看似是让来访者向父亲提出要求,但实则是让来访者的视角落回自身,从自己的身上找到突破点,也是让她意识到自己在亲子关系中的位置和作用,发挥其主观能动性,达到思考—反思—行动的目的。当然如果是父母与孩子一同参与咨询时,也可以让父母提出自己的期望,互相交换卡牌,并互相思考自己能做的和需要改变的。

案例三:情绪故事创编

(一)实施过程

对象:初中学生。

活动目标:

1. 在个体辅导中,通过情绪故事编说探索来访者的情绪。

2. 来访者在过程中发现内在自我的需求和动力。

操作步骤:

1. 来访者选出一周中主要出现的 5 张情绪卡牌,摆放在活动单相应位置上(见表 4-9);

表 4-9 "情绪故事创编"活动单

一周情绪图

2. 来访者根据选出的情绪进行故事创编;

3. 来访者舍弃其中 2 张情绪卡后再进行故事创编;

4. 来访者再舍弃其中 2 张情绪卡后再进行故事创编。

(二)作品解读

图 4-31 是初一女生小琦的情绪故事:小琦回忆过去一周自己的情绪状态后选出快乐、幸福、满足、狂喜和愉快这 5 个主要出现过的情绪。她根据这 5 个情绪编了一个故事:小明是个活泼的小男孩,今天是小明 11 岁的生日,他非常快乐。他爸爸妈妈给他买了许多礼物和一个很大的蛋糕,他感到很幸福。

小明邀请他的朋友来参加他的生日派对,小明感到很愉快。他的爸妈还带他去了游乐场,他很满足。他又参加了一个活动叫套圈圈,结果小明连续套中了3个奖品还有一个小乌龟,小明狂喜,还向爸妈炫耀:"看我多厉害啊,我套到了3个奖品呢!"然后他们就愉快地回家了。

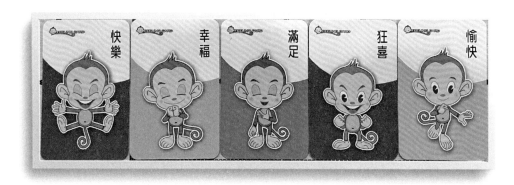

图 4-31

在简单地分享完故事后,咨询师让小琦在这5个情绪中去除2个,同时再编一个故事。小琦很果断地去掉了幸福和狂喜,因为她觉得狂喜程度太深,不太用得到,同时感觉幸福和那些事的关联不大。随后她编出了故事2:今天是小明11岁的生日,他很快乐,他邀请了小伙伴来一起玩,吃完蛋糕后和爸爸妈妈愉快地去了游乐场,他们玩了一整天,很满足地回家了。

从故事中可以看出小琦很看重与小伙伴的关系以及与爸妈去游乐场玩,在简单分享后咨询师让小琦再从中去除2个情绪,再编一个故事。小琦依然比较果断,去掉了快乐和愉快,剩下了满足,原因是她认为满足中也包含了快乐和愉快。探讨了满足对自己的意义后创编了故事3:小明过了11岁生日,去了游乐园,就很满足了。

咨询师与小琦探讨后发现最后小明的故事里只有自己了,没有了伙伴,也没有了父母,但他依然很满足、很快乐。最终引导来访者发现,快乐和满足都来源于自己,自己的情绪也应由自己掌控。

(三)原理分析

情绪故事创编是应用在个体成长性咨询中的一个活动。通过多轮次的故事创编,帮助学生进行情绪的识别和转换。

　　活动中,学生有时不知道怎么去编故事,往往就把情绪背后的真实事件给说了出来,但在这种情况下,下一步的舍弃情绪会让学生感到压力和不自在,所以一定要鼓励学生编一个故事,这个故事实际也能投射出学生的需求,也便于教师和学生一起通过外化的故事,很好地敞开心怀。

　　在这个案例中,小琦舍弃情绪时显得非常果断,因为她选择的正向情绪比较容易替代。如果有的学生很难舍弃的时候,往往可能是代入得太深了,特别是比较敏感的学生,这时教师更需要关注和引导学生的情绪反应。

第五章　心理剧辅导

　　心理剧是一种探索心理和社会问题的方式，参与者不使用简单的叙述，而以扮演日常生活中相关事件来进行探索。马休·卡璞说，心理剧是一种可以让你练习怎样过人生，但不会因为犯错而被惩罚的方法（Marcia Karp，他是莫雷诺培养的第一批导演之一）。

第一节　原理概述[①]

一、概念界定

（一）心理剧是什么

1. 心理剧是一种基于自发性与创造性的治疗

　　莫雷诺（J. L. Moreno）相信每个人生来就有自发性，并因此促成创造力，而文化传承（culture converse）却常常阻碍了自发性与创造性的发展。若非受制于文化传承，每个人都可以成为既自主又有创造力的人。因此，心理剧的目标就是加强主角、辅角、成员和导演的自发性，由此带来有创造性的解决方法。自发性不一定都是有创造性的，因而莫雷诺也强调，此地此刻治疗的目的不仅是了解一个人发生了什么，同时也要借由当下的弹性角色的适应能力，来帮助调整对某些情境的行为反应。

2. 心理剧是一种聚焦关系的治疗

　　每个人都是生活在关系之中的，也会因为关系产生冲突、矛盾。心理剧是一种关系治疗，它经由表演的过程来治疗关系，每个人都可以在其中通过扮演

---

① 本部分撰稿人：金山区教育学院王萱。

角色投身于所选择的角色中,借由心理剧这样一种形式与场域,强化一个人的创造性潜能,使之更能面对生活中的挑战与关系。虽然困惑来源于关系,也可以在团体的关系中得到疗愈。

3. 心理剧是一种行动式的治疗

莫雷诺坚信行动胜过言语,经验胜过书本。在心理剧中,透过生活中的场景(过去、现在或未来),参与者投身于表演来体验或重新体验想法、感觉、梦想或人际关系等。因此,心理剧有别于很多流派,不只停留在大脑或者思维层面,而是调动起整个人的身体、情绪与感受。心理剧是经验性的、行动式的,没有剧本、也不需要彩排,通过即兴的演出去学习、去体验。心理剧可以团体的方式进行,也可将其技术与方法在一对一的工作中加以使用。

(二) 心理剧的基本要素

心理剧中有五个基本要素:主角(protagonist)、导演(director)、辅角(auxiliary)、观众(audience)、舞台(stage)。

1. 主角

主角是心理剧中最重要的元素,是心理剧演出的主要人物,也是心理剧团体的焦点。主角是在一个特定的时间有意愿深入探索个人议题的团体成员,在导演的陪伴下所有团体成员都将跟随着主角进入他的世界一起进行探索。主角的产生通常是个人意愿和团体共同选择的结果。

2. 导演

导演既是团体的领导者,也是主角的治疗师。通过导演的观察与评估,不断收集资料了解主角的心理状态,也需要评估团体的动力、暖化团体与主角,并使用心理剧的技术与方法,帮助主角宣泄自己的情绪,协助主角去经历、体验、探索自己的困境。同时,也担负着保护主角的作用。

3. 辅角

辅角分为广义与狭义两种。广义上所有团体成员除了主角以外皆是辅角,包括由主角所选出的所有角色与在旁观看的成员。狭义的辅角则是仅指参加演出的成员。辅角是主角的延续,依据主角的叙述进入所扮演的角色,体会角色的感受从而把角色表现出来。尤其对于一些受过训练的辅角,也是导演的延续,将体会的部分报告出来作为导演的参考。辅角具有帮助烘托主角的现实感,支持与鼓励主角表达的功能。

4. 观众

心理剧中的观众是指参加心理剧团体但未直接参与演出的人,通常在心理剧进行时观众默默注视眼前的演出,跟随着主角的人生去感受、思考。在心理剧完成后可以分享感受、感想或与主角对话。帮助主角从自我的情境中跳出,重新回到现实,观众对主角的支持与同理是支持主角重生的一股力量,也是让主角思考整个情境的动力。

5. 舞台

舞台是心理剧演出的场所,是一个稍微高于地面的台,需要在舞台和观众之间留出区域空间,形成一个界限,帮助在场的人清晰地分清想象和现实,界定出心理剧剧场和现实生活。

二、理论基础

(一)自发性与创造力

自发性与创造力是莫雷诺心理剧的核心概念,是所有主要理论和方法的基石。莫雷诺关于自发性与创造力的最初想法来自于他在维也纳公园里与孩子们的接触。随着时间的推移,莫雷诺的头脑中逐渐形成了自发性的概念。他最初写它时,仿佛它是一种个人属性。最终自发性被认为是宇宙中一种独特的能量[1],是宇宙创造过程的能量。正是自发性与创造力的相互作用,导致了新事物、新物种、新机器、新艺术作品、新理论、新角色、新行为的出现,自发性是创造过程的一个重要组成部分。在自发性-创造力理论中,自发与创造是不同的。创造是潜在的、表现的和可能的,它包括已经创建的和可以创建的,凡是可能的都属于创造的范畴。整个宇宙是无限的创造力,自发性是释放创

---

[1] John Nolte. The Philosophy, Theory and Methods of J. L. Moreno The Man Who Tried to Become God [M]. Routledge, 2014:69 - 108.

造力过程的催化剂,是创造和成长的基础。

在《谁将继续活下去?》的第二版中,莫雷诺对创造力进行了描述,称其为"创造力的规则",并在 1955 年 12 月出版的《社会计量学》中对此内容进行了详细的讨论①(见图 5-1)。在图 5-1 中,C 代表创造力(Creativity),S 代表自发性(Spontaneity),CC 代表文化传承(Culture Conserve),W 代表暖身(Warm up)。创造力处在圆中心的位置。左边的自发性作为创造力的催化剂。自发性、创造力和文化传承是相互作用的。

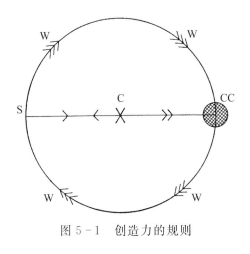

图 5-1　创造力的规则

所谓自发是指面对一个崭新的情境时,个体一种自然激起的反应,或是面对一个旧的情境时,个体脱离过去的经验,创造出一种新的方式去面对的力量②。莫雷诺 1944 年发表的《儿童发展的自发性理论》中指出,婴儿出生时便有自发性,婴儿一出生就进入一种完全陌生的关系中,没有可以模仿的榜样来塑造自己的行为,也成功地适应了这个世界③。然而,我们常常受到生活经验、角色、习俗和文化教条所限制,文化传承告诉我们该如何应对,却也可能束缚住了我们。在心理剧理论中,自发性的发生是循序渐进的,这个过程称之暖身④。通过暖身的方式,可以帮助产生足够的自发性,激活创造力,从而促进问题的解决,形成更具适应性的因应模式。反过来,创造力也可以产生自发性。通过暖身,自发性有助于重新激活已存在的文化传承,同时也可以被现有的文化传承(如一段音乐、演讲或其他的形式)激活并得以表达⑤。

① John Nolte. The Philosophy, Theory and Methods of J. L. Moreno The Man Who Tried to Become God [M]. Routledge, 2014:69-108.
② 王行,郑玉英. 心灵舞台——心理剧的本土经验[M]. 台北:张老师文化事业股份有限公司,2014:18.
③ John Nolte. The Philosophy, Theory and Methods of J. L. Moreno The Man Who Tried to Become God [M]. Routledge, 2014:69-108.
④ 王行,郑玉英. 心灵舞台——心理剧的本土经验[M]. 台北:张老师文化事业股份有限公司,2014:72.
⑤ John Nolte. The Philosophy, Theory and Methods of J. L. Moreno The Man Who Tried to Become God [M]. Routledge, 2014:69-108.

"自发是觉察的根源，它使我们了解那个与世界（与人、观念与事物）有关联的自我的所有活动。"①然而，自发性是不可保存的，只存在于当下，它不能从过去的事件中检索，也不能延续到未来②。只有当我们对自己真实的体验有高度觉察，而非跳脱在体验之外，自我作为经验者与被经验者就合二为一了。在心理剧的演出中，自发是一种此时此地、身心合一的状态。

心理剧是一套唤醒自发的工具，释放个体内在的智慧与行动力③。因此，心理剧过程通常包括暖身（warm up）、演出（action）、分享（sharing）。如果是训练团体，还有一个审视（processing）过程。

暖身通常是每一个心理剧的第一个阶段，帮助成员相信导演、团体以及心理剧能自由表达，觉察自己此时此刻的状态，帮助做好准备，发展出一个团体议题、选出一个主角，更有效地进入某一个情境。同时暖身是一个持续不断的过程，暖化的对象包括：团体、主角、辅角、导演自身。

暖身过后，导演协助主角打开感官，引导主角化叙述为行动，进入某一场景，逐步将问题从表面带入核心，导演利用团体成员作为辅角来表演剧中重要的人物，运用各种技术协助突破与整合。大多数心理剧都是在一个经过设计的舞台上演出。在演出的过程中，其他团体成员，除非是担任角色，否则是不能进入舞台的，以确保心理剧治疗过程中的界限。

分享使团体成员有时间宣泄自己并相互整合。所有扮演角色的成员及观众都有机会作出回馈，分享在过程中的触动、感想，也在分享中互相学习、反思，并与自己生活中的经验形成联系，帮助成员在团体活动过后可以重新进入其个人现实世界。一个成员的分享经常会触发其他成员一些新的觉察和感受。

审视是在整个心理剧过程完成之后，检查信息的处理以及运用是否得当。是为了团体、主角、导演，特别是那些正在接受训练的导演所进行的一个学习

① 龚钺. 易术：与改变共处的生活艺术[M]. 陈信昭，译. 北京：世界图书出版公司，2018：99.
② John Nolte. The Philosophy, Theory and Methods of J. L. Moreno The Man Who Tried to Become God [M]. Routledge，2014：69－108.
③ 王行，郑玉英. 心灵舞台——心理剧的本土经验[M]. 台北：张老师文化事业股份有限公司，2014：27.

过程。

（二）角色理论

在莫雷诺的人格理论中，每一个特质都是经由角色内化的结果[1]。通过与生命中重要他人的互动，渐渐对自己的角色有所诠释，不断地借着角色扮演与模仿的过程，认识所处的周遭环境，形成个体内在的人格特质。角色也是一种文化传承，这种经验是在互动中产生，分为三个阶段[2]：

角色定义、角色获得（Role taking）：在与人互动中学习行为，形成对角色的理解。例如，女儿向母亲学习如何做一位母亲。

角色扮演（Role playing）：在与他人互动时，表现出早年角色学习中所习得的经验内涵。

角色创造（Role creating）：在旧的互动关系中创造出新的角色内涵、文化，脱离了原来文化的影响，进入所创造的新角色。

基于此，心理剧中常用的角色扮演技巧主要有替身（double）、角色互换（role reversal）、镜观（mirror technique）、空椅（empty chair）。

替身被称为主角的另一自我，是心理剧中重要的技术。替身技术是协助主角把没有体会到的感受表达出来以扩大主角的觉察范围；催化主角的心理经验，表露出主角的深层情绪。替身可以表达主角的内在语言、情绪、反应、感受，演出另外一个我。

角色互换是指主角暂时和其他人进行角色交换，使主角置身于另一角色，经由角色互换，可把主角同理的或投射的情感演出。同时，也可以帮助辅角更好地进入角色，了解所要扮演的角色，也是放大角色，使主角更好地听见，给主角提供新的视角。

镜观是替身通过模仿主角的姿势、态度、演出中的言语，来反映主角的角色。导演将主角带出场景，使主角脱离原有角色，让主角有机会从旁观者的角度去观看整个情境，鼓励主角更客观地认识自己和外界的互动，强化主角的感

---

① 王行，郑玉英. 心灵舞台——心理剧的本土经验[M]. 台北：张老师文化事业股份有限公司，2014：195.
② 黄艳. 心理剧治疗的理论与实践[D]. 烟台：鲁东大学硕士学位论文，2006：20.

受，以激发主角重新诠释这个情境，进而产生新的领悟。

空椅是运用两张椅子，邀请主角坐在其中一张椅子上，扮演内心冲突情境的一方，然后再换到另一张椅子上，扮演内心冲突情境的另一方，让主角所扮演的两方持续进行对话，以逐步达到自我整合或自我与环境的整合。

三、心理剧在学校心理健康教育中的作用

近年来，心理剧的理论与技术被广泛应用于心理课、个别辅导、团体辅导、心理健康教育活动之中，日渐丰富的实践与研究显示心理剧在学校心理健康教育中对学生的成长发挥着积极的作用。

（一）具象化地呈现困扰

心理剧以行动的方式，帮助学生具象化地将内心的困扰呈现出来。比如学生可以通过布景，并进行角色扮演，呈现出困扰事件发生时的情景，将自身的感受、想法等直接表达出来。客观具象化的画面，让眼睛可以看到、耳朵可以听到、身体可以感觉到，使问题直观地显现，帮助学生看到自身的盲点，以便对问题进行处理。借由身体上的感受引发深层次的情绪与记忆，超越语言的限制。

（二）促进自我成长

心理剧为学生创造了深入探索自我的机会，经过团体的催化，潜藏在内心的情绪得以觉察与表达，被压抑的情绪得到了宣泄与释放。在这一过程中，增进对自身情绪的整理，释放心理压力，将内心的困扰与潜在的经验相连接，对困扰问题产生新的理解与领悟，并在角色扮演中学习、练习并发展出新的行为，最终达成增进自我认知、获得成长的目标。演剧的过程也会促进台上台下产生共鸣，观众借由观剧也可以将自己深层的感受表达、释放出来，抒发内心的情绪，间接地处理了议题，促进自我的成长。

（三）增加沟通理解

学校中常应用校园心理剧的形式将学生在成长过程中所感受到的各种心

理问题和应对方式进行表演和讨论。在心理教师的指导下,学生将实际生活中遇到的困扰编写成剧本。在排演的过程中,通过角色扮演、角色互换等技术,可以进入不同角色进行练习,深入体会角色的感受、想法,增进对他人的理解,提升同理心。在练习的过程中,学习新的沟通方式,促进良好人际关系的建立。虽然困扰关系的当事人不一定在现场,但也好像和对方进行了一次深度的沟通。展演时邀请同伴、教师或家长等观看,分享体验和感悟,亦能增进彼此的理解,促进彼此关系更加和谐。

(四)促进社会性发展

心理剧也有促进学生社会性发展的功能。在心理剧团体中,学生们积极投入,相互分享自己的感受,易获得同伴的接纳、支持与认可。通过光谱图等社会计量技术可以呈现学生在某种情境下的情绪、态度、反应、思考判断方式、与周围人的关系以及社交互动模式等,帮助学生更好地了解自己在团体中所处的位置。

四、方法介绍

随着心理健康教育的专业化发展,越来越多的心理剧技术在心理课堂、小团体辅导和大型团体辅导活动中运用。心理剧技术的自发性、创造性、行动性非常契合当下心理健康教育的发展。

(一)单一技术在课堂某个环节的运用

在心理健康教育活动课上,比较常用的心理剧技术有社会计量、角色扮演。社会计量常用于课堂的导入环节,能够快速、有效、直观地看到议题在人群中的状态。常用的社会计量方法有光谱测量、原点测量。角色扮演常用于主题活动部分,尤其适用于人际关系的话题。在课堂使用角色扮演时,因为时间的限制,教师可以事先设计好一些特定条件,比如设定角色、设定情境、设定情绪等,甚至有时候可以预先设定部分台词,这样可以协助学生聚焦主题,有目的地进行角色探索。

（二）多种技术融合贯穿整节课

即使一节课只有 40 分钟，也可以尝试运用多种心理剧技术融合的方式来开展，如人际关系专题、情绪专题都是比较适合的。这两个专题一般在课程的中期开展，团队度过了初建期，整个团队相对稳定、安全。这里值得注意的是，虽然称之为多种技术融合，但也不要使用过多的技术，以二到三种为佳。比如，使用社会测量导入，用三把椅子进行主题活动；使用音乐放松或者游戏导入，用角色扮演开展主题活动；使用绘画导入，利用雕塑开展主题活动等。当多种技术被运用的时候，巧妙地使用心理剧道具能够帮助学生快速入角和出角。

（三）校园心理情景剧在课堂中的运用

一个好的心理情景剧可以反哺心理课堂，根据需要，截取和心理课的主题相关的心理情景剧的片段进行使用。可以用于话题的导入，可以用于主题活动的演示，也可以用于方法的分享，还可以用于总结环节的引发思考。续写故事、改编故事、再扮演故事也是中小学心理课堂上深受学生喜爱的方式。

（四）在小团体辅导中的运用

心理剧技术在小团体辅导中基本上沿用了"暖身—演出—分享"这一过程，在团体的设置上，团体成员需要固定，最好是封闭团体，人数上不需太多，大约由 15 位学生组成，团体单次活动的时间最好在 90 分钟左右。这样的设置保证了团体的稳定，在参与活动的过程中更具安全感，也有利于学生进行真实的表达与深入的探索。

每次活动可以有针对性地选择一个主题进行暖身活动，以激发学生参与的兴趣，暖出主题与主角。在做剧的过程中，邀请主角以具象化的方式呈现关系中的困扰。通过主角与不同辅角进行角色互换，协助辅角了解所扮演的角色，能够更好地入角。过程中，教师可以借助团体的力量适时地运用定格、替身、角色扮演、角色互换、镜观、澄清等技术，帮助学生表达出内在的感受，探索未表达出的情绪，使这部分情绪得以宣泄；协助学生跳出情境直面自我，对所处的情境有新的启发与领悟。在演出的最后，所有辅角和替身需要去角，帮助参与者从剧中走出来，回到现实。

（五）在大型团体互动中的运用

50—100人的大型心理团体活动可以选用互动体验式心理剧，它打破了传统心理剧观摩的局限性，以某种心理冲突情景下的自发表演为主，将心理冲突和情绪问题逐渐呈现在舞台上，然后通过台上台下共同参与、体验、觉察、感悟，宣泄情绪，实现团体辅导目标。

互动体验式心理剧也是运用心理剧技术，包括具象化、角色互换、替身、镜观、未来投射、独白、空椅、雕塑等，在互动体验中真实反映人物的心理冲突、情感张力，生动刻画各类典型心理问题的产生、发展、解决。无论是情境创设人员还是参与体验观摩的学生与家长等，每个成员在呈现、体验、转换、整合的团体互动体验中，不知不觉变成了剧情当事人，深刻感悟不同角色内心的矛盾和冲突，找到情绪情感的连接点，从现实体验到当下情境，又从情境回归到体验现实。

互动体验式心理剧同时帮助台上演员和台下观众宣泄情绪、缓解压力，有效、恰当、自发性地处理问题，可谓"一边看戏，一边治疗"，实现体验互动与心理健康实践的有机结合。

第二节　方法与应用

第一部分　心理剧技术在心理课堂中的运用[①]

案例一：与压力为友

这是一节心理健康教育活动课案例。本课是将多种心理剧技术融合应用，围绕压力主题，运用光谱测量技术导入，借助心理剧道具纱巾，使用空椅子技术进行主题深度探讨的一堂高中心理健康教育活动课。

---

① 本部分撰稿人：上海师范大学附属宝山罗店中学袁燕敏。

（一）实施过程

对象：高中学生。

活动目标：

1. 通过压力的光谱测量，感受压力是普遍存在的。

2. 通过空椅子技术，了解并感受压力，体验有压力、没有压力、被压力纠缠、被压力控制的四种感受。

3. 讨论减压的办法。

活动准备：空椅子、纱巾、学习单（见表5-1）。

表5-1 "与压力为友"学习单

1. 给我的压力评分（0—10，0分为没有压力，10分为压力爆表）。
2. 我的压力是什么颜色、什么形状的？
3. 解压的方法有哪些？
4. 适合我的解压方法有哪些？这些方法具体怎么实施？ 例：听音乐是适合我的方式。我可以在每天上学、放学路上听40分钟音乐。

活动过程：

1. 导入：给压力打分。

光谱测量：给压力打分，0—10分（0分为没有压力，10分为压力爆表）。

2. 压力，认识认识。

（1）空椅子技术：说说你的压力。（挑选纱巾代表压力，并具体描述一下压力。）

（2）感受压力。有压力（将纱巾披到身上）—没有压力（拿走纱巾）—被压力纠缠（被纱巾缠绕）—被压力控制（被纱巾缠绕并拉着走）。

（3）知识点：（视学生分享的深度进行适当的补充。）

A 压力是心理压力源和心理压力反应共同构成的一种认知和行为体验过程。

B 压力分为正性压力、中性压力、负性压力。

C 压力源包含生理性压力源、精神性压力源、社会环境性压力源。

3．与压力为友。

小组讨论：减压好办法。

4．总结。

（二）课堂解读

图 5 - 2 是"与压力为友"课堂实施片段，本课例的重点在于"压力，认识认识"环节，使用纱巾这一媒材。纱巾质地柔暖、颜色丰富、可塑性高、价格便宜，是心理剧中经常使用的道具。学生对纱巾的运用具有较强的创造性，教师要鼓励学生去表达自己的选择和感受，进一步帮助澄清压力。下面是课堂实录。

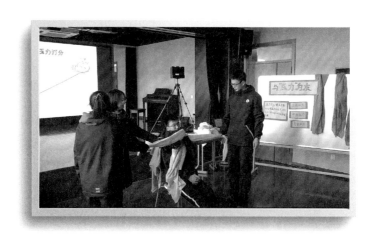

图 5 - 2

教师：在我们的生活中，压力是客观存在的。压力是心理压力源和心理压力反应共同构成的一种认知和行为体验过程。在这里有一张椅子，它会承受学生们客观生活中的一些压力。怎么给它压力呢？我给大家准备了很多种颜色的纱巾。这些纱巾代表了我们生活中可能遇到的各种压力。同学们可以分享一个自己感受到的压力，然后选择一个颜色的纱巾代表这个压力，并具体描述一下这个压力是什么,它是怎么让你感觉到有压力的。

教师举例:我今天要给五班的同学用心理剧的形式上一节课,感觉压力很大,但又很兴奋。所以我选了大家喜欢的粉色。我要把这条粉色的纱巾摆得漂亮一些。(教师将粉色纱巾整齐地披在椅背上。)同学们有哪些压力呢?

学生1:今天中午数学老师抓练习,做得蛮差的,压力还挺大的。(学生1选择一条灰色的纱巾,抓成一团,放置在椅座的中心。)

教师:这是刚刚发生的,是吗? 感觉还很强烈? 看上去它纠结成了一团。

学生1:是的是的。

教师:请这位2分的同学来分享一下。

学生2:(很快地挑选了一条绛红的纱巾,卷了几下,放在椅背上。)月考没有好朋友考得好,压力挺大的。

教师:听上去你的压力是在和别人的比较下产生的。

学生2:是的。

学生3:我长期存在的压力就是被人催稿、催稿、催稿。

教师:催稿? 能具体说说吗?

学生3:就是自己写着玩,自己私底下给别人写稿。有时候进度比较赶,就经常被催稿。

教师:这是你的一个兴趣爱好。

学生3:是的。

教师:那你觉得这个压力是什么颜色的?

学生3:我喜欢的绿色的。

教师:是你喜欢的压力。

学生3(将压力展开,非常认真地把其他压力全部盖上,她的压力盖在了椅子上。)

教师:你把其他压力都盖住了? 能说一说你的状态吗。

学生3:我就是喜欢,好看!

学生1(突然站起来。)

教师:你的压力突然被盖住了,你有什么感受?

学生1:非常开心,非常震惊,竟然有这么幸福的压力。

学生4(0分):这次月考没考到第一,差了0.5分。(挑选了一条白色的纱巾,随意地撇在了椅子上。)

教师:能说说你这个压力是什么感觉吗?

学生4:非常的可惜,下次一定要抢回来。

教师:可惜之余,还给你了很多动力。

学生5:(挑选了一条嫩粉色,认真地折叠。)这次地理月考考得不是很好,非常不舒服。(学生将纱巾展开披在椅子上。)

教师:压力给你的感受是不舒服。当你听到前一位同学说,他的压力是离第一名只差0.5分,你的感受是什么?

学生5:好想把他打一顿。

教师:听上去很愤怒,想宣泄。

学生6:(挑了一条藏青的纱巾。)我最近挺开心的,目前还没想到有什么压力。(把纱巾扔到了椅子后面。)

教师:目前还没想到有什么压力,但是被我选中了,就觉得还是得抽一个。但你选择的这个颜色特别深、特别浓厚。

学生6:和我的校服特别匹配。

教师:现在这个凳子已经长高了很多。我现在想邀请一个同学来体验一下这些压力。谁愿意来体验一下。

(学生们推荐2分的学生7体验,学生7接受了邀请。)

(教师将椅子上的纱巾拿起,请学生7坐在椅子上,并按顺序将纱巾依次给学生7。)

教师:粉色是既焦虑又兴奋,是披着的。这条是数学题没做好,卷在你的手上。这条是比较的压力,披在身上。这条是催稿的幸福的压力,要把你包住。(台上同学正襟危坐,台下同学们开始躁动。)这条是错失第一的压力,包住。这条是地理月考没考好,不舒服、愤怒的感受。这条是好像没什么压力。

(台下同学们非常高兴。)

教师:我发现,当你们的压力变成别人的压力的时候,大家都很开心和兴奋。

（台下同学们纷纷点头。）

教师问学生 7：你现在是什么感受？

学生 7：有点凉，披上正好。

教师：现在天气冷了，这些压力披在身上的感受挺舒服的，是吗？

学生 7：是的。

教师：现在我把压力全拿走。你现在的感受是？

学生 7：冷。

教师：和刚刚的感受比起来，哪个更舒服？

学生 7：刚刚舒服。纱巾暖暖的。

教师：为什么有压力的时候反而是温暖的、舒服的，没有压力反而不适了呢？

学生 8：我们已经习惯有压力了。没有压力反而没有方向了。

教师：你的意思是，我们的社会有压力已经常态化了，压力本身能让我们有安全感，是吗？

学生 8：是的。

教师：在我们的生活里，有很多不同的压力。有的压力让我们前进、有动力、兴奋，这是正性压力。还有一种压力，负性压力，让我们不开心、讨厌。有些压力是中性压力，生活中客观存在，经常发生。

教师：前面这位同学 7 说，刚刚那些压力在身上的感觉暖暖的。那如果压力再多一点呢？

（教师邀请两位女生 9、10。）

教师：在生活里，我们也常常出现被压力困住的感觉。你们尝试把更多的压力给他，并把他缠住。

（两位学生把纱巾一层一层围在学生 7 的脖子上。）

教师：你们为什么不谋而合地把纱巾都套圈式地围在他的脖子上？

学生 9：觉得好看。

教师：听上去这个操作是为了他好看。你呢？

学生 10:我看到她围在脖子上,所以我觉得我要和她一样。

教师:听上去是你觉得她这么做,我也可以这么做,是吗?

学生 10:是的。

教师:感觉效果怎么样?

学生 9:好像有点多了。

教师:你现在感受如何?

学生 7:不怎么好动。

教师:前面,同学 9 是有一个时尚的想法,你觉得好看吗?

学生 7:太多了,我看不见,感觉不好看。

(教师邀请两位比较壮实的同学,一人拉住围在学生 7 身上的纱巾的一角,稍稍施力。提醒注意安全。)

(学生 7 有点晃晃悠悠。)

教师:你现在的感受?

学生 7:难受。

教师:这种被控制的感觉,让你感到很难受。你想反抗吗?

学生 7:我想他们可以放开,我觉得他们拉着也很累。

教师:你们觉得累吗?

学生 11:有点,不敢用力。

学生 12:累的,有点僵住了。

教师:原来压力很多的时候,施压者和受压者都不是很舒服。

(两位学生下去。和学生 7 一起,层层解开纱巾,直到他感到舒服。)

(学生 7 选择留了一条纱巾在身上。)

教师:刚刚我们只是做一个体验。不是真的。不是生活中你承受的。你就是你。你还是那个 2 分的少年。

(学生 7 回到座位上。)

教师:大家有什么发现?压力是个很奇妙的东西。如果没有,我们会感觉到寒冷、孤独;适中,会让我们感觉到温暖舒服;太多很捆绑会觉得很烦;如果被它控制,我们感受到难受,想挣脱。你们想被压力控制、缠绕吗?不想。你们喜欢哪个状态？和压力做好朋友的状态。好的,接下来就让我们讨论一下和压力为友的方法。

（三）原理说明

压力主题是心理健康教育活动课的常规话题,借助心理剧技术可以让压力更直观地呈现出来。通过光谱测量看见学生的压力分布,学生间也可以感受到大家的压力近况,有同学表示原来那么多人和我压力一样大,好像压力就没那么大了。教师也可以通过光谱图去发现学生间的资源与困惑,推进课程。

教师要敏锐地抓住一些细节,比如纱巾的颜色、数量、摆放方式、摆放地点、学生选择过程的状态等。在邀请学生上台体验时,尽量鼓励学生参与。在披上纱巾时,需要关注学生的感受。尤其是体验被压力纠缠的环节,要注意安全,要留心是否会给体验者带来不适感。体验结束后,需要帮体验者去角。在体验完压力后,学生会呈现出多样的感受,接纳每一个感受都是真实且有意义的。让学生循着感受去完成解压的讨论,并在过程中,指导高中生将方法具体化、可操作化。

案例二：与自己对话

这是一节心理健康教育活动课案例。本课将多种心理剧技术融合应用,围绕"与自己对话"这一主题,运用游戏导入并分组,使用音乐帮助学生放松,借助"三把椅子"学习卡开展主题活动,通过对话处理自身的议题。

（一）实施过程

对象：高中学生。

活动目标：通过三把椅子技术探索学生与周围人关系,促成与自己的和解。

活动准备：

1. 三把椅子。

三把椅子是经典的修复社会原子的探索活动。通常由三个角色,分别是导演、主角、辅角,依次坐在三把椅子上。主角发起一个关系探索,借由主角与辅角不断地角色互换,自发地、创造性地解决问题。本课的三把椅子即是以此为原型变形而来。学生三人一组,形成一个"三把椅子"的小团体,一人为导演,一人为主角,一人为辅角。

椅子排列见下图(图5-3)

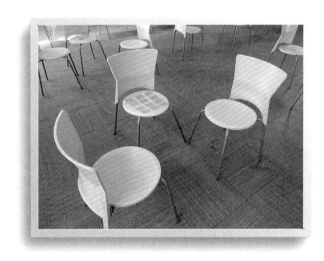

图5-3

2."三把椅子"关系探索手卡。

考虑到学生导演的挑战性,将探索流程设计成了步骤手卡,即"三把椅子"关系探索手卡(见表5-2)。表5-2是一套为"三把椅子"活动准备的手卡,手卡共12张,每张为关系探索的一个步骤。导演根据手卡指示,按手卡顺序有效地推进主角的关系探索。

表5-2 "三把椅子"关系探索手卡1—12

1	2
你想探索和谁的关系?对面椅子上坐的是谁?	今天你有机会可以把心里话都告诉他,特别是那些以前没有机会说的,或者是想说说不出来的,现在都可以告诉他。不着急,试试看,慢慢来。 (当讲完了,没有话讲了,或者要问对方问题了,开始角色交换。)

3
（主角与辅角交换位置。）试着进入他的角色，体会他的感受，不着急，慢慢来，试试看……刚刚他讲的话你都听到了吗？有什么要回应他的，可以告诉他。
（当讲完了，没有话讲了，或者要问对方问题了，开始角色交换。）

4
（主角与辅角交换位置）刚刚他讲的，你都听到了吗？有什么要回应的？
（讲完了，没有话讲了，或者要问对方问题了，开始角色交换。）

5
（沟通充分了，或者陷入僵局了，或者时间不够了，等主角坐在自己的位子上时。）
时间关系，如果给你2分钟时间来结束这次对话，你想最后和他说什么？

6
（主角与辅角交换位置）当你坐到那把椅子上的时候，你就变成了10年后的你……试试看，让自己进入这个角色，体会一下，感受一下，10年后的你会是怎样的？……10年后的你已经经历了很多，更加成熟，更加智慧，看看10年前发生在你和他之间的这段关系和这次沟通，你看到了什么？告诉你自己。

7
在他（指10年前的自己）的生命中经历这些，对他有没有好处，有没有帮助，他可以从中得到什么有助于自己的东西？

8
你觉得他（指10年前的自己）从今天开始，可以做出怎样的改变让自己生活得更好？

9
（主角坐回原来的位置）10年后的你和你说的话，都听到了吗？……他讲的是否有道理？……

10
你现在的感觉是什么？……

11
到这里结束可以吗？……

12
结束。

导演根据这 12 张手卡，一步一步开展主角的关系探索。主角和辅角听从导演的指令安排，自发地进行关系探索即可。每张卡为关系探索的一个步骤。导演根据手卡指示，按手卡顺序有效地推进主角的关系探索。

活动过程：

1. 暖身活动：松鼠大树。

规则：所有人 123 报数。每一个 123 为一组。报数 1、2 者为大树，3 者为松鼠。大树需手拉手，松鼠需钻在大树手拉手围成的圈中央。

三个指令：

"猎人来了"，所有松鼠要跑，但大树不能动。

"白蚁来了"，所有大树要跑，并组成新的两两组合，松鼠不用动。

"地震了"，所有松鼠和大树都重新组合。

2. 三把椅子用于修复关系的技术学习。

（1）音乐放松。

暖身活动形成的三人小组围圈坐好。

音乐放松，跟着音乐幻游，回忆最近生活中一个困扰自己的关系或困境。

（2）"三把椅子"关系探索手卡的使用。

每一组的松鼠是本轮体验的主角。

主角决定大树中的一位成为导演，另一位成为辅角。

三把椅子成三角形状摆放。主角与辅角面对面坐下，导演坐在三角形的顶点处。

导演根据提供的手卡，依次向主角发问。导演可根据活动的开展，适当地让辅角回复主角或者重复主角重要的话。

① 你想探索和谁的关系？对面椅子上坐的是谁？

② 今天你有机会可以把心里话都告诉他，特别是那些以前没有机会说的，或者是想说说不出来的，现在都可以告诉他。不着急，试试看，慢慢来。

（当讲完了，没有话讲了，或者要问对方问题了，开始角色交换。）

③（主角与辅角交换位置。）试着进入他的角色，体会他的感受，不着急，慢慢来，试试看……刚刚他讲的话你都听到了吗？有什么要回应他的，可以告

诉他。

（当讲完了，没有话讲了，或者要问对方问题了，开始角色交换。）

④（主角与辅角交换位置。）刚刚他讲的，你都听到了吗？有什么要回应的？

（讲完了，没有话讲了，或者要问对方问题了，开始角色交换。）

⑤（沟通充分了，或者陷入僵局了，或者时间不够了，等主角坐在自己的位子上时。）时间关系，如果给你 2 分钟时间来结束这次对话，你想最后和他说什么？

⑥（主角和辅角交换位置。）当你坐到那把椅子上的时候，你就变成了10 年后的你……试试看，让自己进入这个角色，体会一下，感受一下，10 年后的你会是怎样的？10 年后的你已经经历了很多，更加成熟，更加智慧，看看 10 年前发生在你和他之间的这段关系和这次沟通，你看到了什么？告诉你自己。

⑦ 在他（指 10 年前的自己）的生命中经历这些，对他有没有好处，有没有帮助，他可以从中得到什么有助于自己的东西？

⑧ 你觉得他（指 10 年前的自己）从今天开始，可以做出怎样的改变让自己生活得更好？

⑨（主角坐回原来的位置）10 年后的你和你说的话，都听到了吗？他讲的是否有道理？……

⑩ 你现在的感觉是什么？……

⑪ 到这里结束可以吗？……

⑫ 结束。

3. 圆桌分享。

每个小组派一个代表谈一下三把椅子分别的体验感受和领悟启发。

(二) 课堂解读

图 5-4 是运用三把椅子"与自己对话"课堂探索场景。

导演：你想探索和谁的关系？对面椅子上坐的是谁？

主角：我想探索我和妈妈的关系，对面椅子上坐的是我的妈妈。

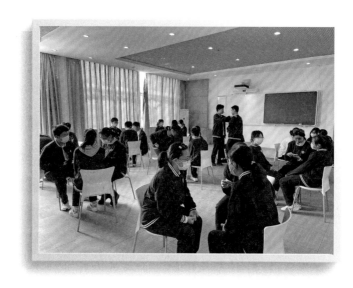

图 5 - 4

导演：好的，现在你面对的就是你妈妈。今天你有机会可以把心里话都告诉她，特别是那些以前没有机会说的，或者是想说说不出来的，现在都可以告诉她。不着急，试试看，慢慢来。

主角：妈妈，我觉得我已经很努力了。你不要再说一些有的没的了。也不要老是没收我的手机。我都已经高一了，我是大人了，你这么盯着我，我很烦。

（主角抬头望向导演，示意讲完了。）

导演：现在交换位置。（面向主角。）试着进入妈妈的角色，体会妈妈的感受，不着急，慢慢来，试试看……刚刚女儿讲的话你都听到了吗？有什么要回应她的，可以告诉她。

主角：啊？（略有迷茫。）我现在是扮演我妈妈？

导演：嗯，试着进入妈妈的角色。

主角：（思考许久）我没收你手机是为你好呀。一天到晚看手机，也不知道你在手机上面做什么。晚上也不睡觉。高考多重要呀。现在有什么事情比高考重要。我和你爸都是普通工薪阶层，供你读书多不容易啊。你看看你一个月补课费要花多少钱？真的，好好读书呀。

（主角看向导演。）

导演：现在交换位置。

教师轻声提醒导演：可以让辅角重复主角的话。

导演：妈妈，请你重复刚刚你说的话。我没收你手机是为你好呀。

辅角：我没收你手机是为你好呀。一天到晚看手机，根本不知道你在手机上做什么。晚上也不睡觉……我和你爸爸都是普通工薪阶层，供你读书很不容易。你一个月补课费还要花这么多钱。你给我好好读书呀！高考多重要呀。现在有什么事情比高考重要。

导演：刚刚她讲的，你都听到了吗？有什么要回应的？

主角：我也知道高考重要的呀。我也知道在学习上你们花了很多钱。但是我不是没有努力啊！为什么你们看不见？！你们就知道盯着我学习，每次都只看成绩。但是高中真的很难。你们还总是用初中说事，说什么就是手机害我退步的。真和手机没关系。没有手机我也学不出来。

教师提示导演：我能感到你现在的情绪有点激动。你明白高考的重要性，也知道学习的重要性，但似乎在学习上你遇到了一些小麻烦，这些小麻烦你觉得爸妈并没看见，是吗？你可以告诉妈妈，你遇到的小麻烦吗？

（导演重复教师的话。）

主角：你以前总是说我聪明，说我不认真，要不是粗心不会来这儿。我以前也这么觉得。但高中我才知道，大家都太卷了。聪明根本没用，而且我觉得我一点都不聪明。别人随便听听就能懂的题目，我想半天也想不出来。怎么学也学不过那些聪明的同学。还有补课也是，补课也是划水，听不懂浪费钱。我和你们说过不想补课，因为补了也和没补一样。还不如让我自己做做基础题。

导演：还有吗？

主角：暂时没有了。

导演：现在我们交换位置。（面向主角。）试着进入妈妈的角色，刚刚女儿讲的，你都听到了吗？有什么要回应的？

主角：我不知道原来补课对你没有用。现在高中这么难啊。妈妈没读过高中，不知道啊。那如果你觉得补课没用，那就不补了吧。

（主角看向导演。）

导演:现在交换位置。请妈妈重复刚刚你对女儿说的话。

辅角:我不知道原来补课对你没有用。现在高中这么难啊。妈妈没读过高中,不知道啊。那如果你觉得补课没用,那就不补了吧。

(导演看向主角。)

导演:你有什么要回应妈妈的吗?

主角:嗯,不补了。补课的钱省下来,你们也可以吃好点,穿好一点。不要再什么都为了我,对自己抠得要死了。读书的事我自己知道。我可能真的不是读书的料。但我也不会放弃的。上个普通的大学也挺好的。985、211真的太不切实际了。

(主角看向导演。)

导演:时间关系,如果给你2分钟时间来结束这次对话,你想最后和妈妈说什么?

主角:我会好好读书的,你们不用盯着我。手机我也是能控制好的。请给我点信任。

导演:现在交换位置。当你坐到那把椅子上的时候,你就变成了10年后的你……试试看,让自己进入这个角色,体会一下,感受一下,10年后的你会是怎样的?10年后的你已经经历了很多,更加成熟,更加智慧,看看10年前发生在你和妈妈之间的这段关系和这次沟通,你看到了什么?告诉你自己。

主角:我看到我还是很有主见的。

(主角看向导演。)

导演:在她(指10年前的自己)的生命中经历这些,对她有没有好处,有没有帮助,她可以从中得到什么有助于自己的东西?

主角:每个人几乎都要经历这些吧。这个年纪基本上和爸妈的关系都不是很好,也没有什么特别的,一只耳朵进一只耳朵出就好。

导演:你觉得她(指10年前的自己)从今天开始,可以做出怎样的改变让自己生活得更好?

主角:先和妈妈说一下,把浪费钱的补课停了吧。然后,好好刷基础题。少看看小说,与其一直看小说不如刷刷题吧。

导演:现在交换位置。10年后的你,请重复一下刚刚的话。

辅角:你非常有主见,很勇敢。这个年纪和爸妈关系不好非常正常,一只耳朵进一只耳朵出就好了。和妈妈说一下,不要再把钱浪费在补课上了。你也多刷刷题,少看小说。

导演:10年后的你和你说的话,都听到了吗? 她讲的是否有道理? 你现在的感觉是什么?

主角:挺有道理的。骂一下就骂一下吧,他们也不容易。我觉得挺好的。这周回去和妈妈说说补课的事。

导演:到这里结束可以吗?

主角:可以。

(三)原理说明

中学生在生活中经常有关系的困扰。通过心理剧角色扮演、模拟对话的方式,帮助学生换位思考,通过时间、空间的力量,让学生用自己的资源,自发地解决自己的困扰。

为了有效地推进"三把椅子"活动的进行,需要给每个小组准备一套三把椅子的探索手卡。这样导演可以直接根据探索手卡提问,助力活动安全、有效、连贯地开展。

本节课是比较深层次的关系探索。对团体的安全性、投入度要求高。建议将此课放在心理健康教育活动课的中后期进行,此时班级对心理课的规则已然熟悉,团体间的信任相对稳定,班级成员也基本形成了一定的心理素养。

案例三:寻找"吴优"

这是一节心理健康教育活动课。本课将校园心理情景剧应用于课堂,多种心理剧技术融合贯穿一节课。校园心理情景剧《吴优》分成了序幕(引出主题)、起因、经过、开放式结局四部分,本课选取了序幕和第一幕起因作为素材,使用角色扮演、定格和思维追踪技术促成学生对家庭关系的理解和家庭问题解决的探讨。

(一) 实施过程

对象:高中学生。

活动目标:

1. 通过角色扮演、定格、圆桌分享等方法,体验剧中人物的视角、感受及需求。

2. 知道家庭系统里的多重关系,了解系统观的交互关系。

3. 寻求可促进家庭改变的契机和方法。

4. 提升同理心,促进对家庭的理解。

活动准备:纱巾、学习单(见表 5 - 3)

表 5 - 3 "寻找'吴优'"学习单

_____组(A 吴优、B 吴爸、C 吴妈、D 奶奶)

1. 从你这个组的视角看,吴优遇到了什么事?
2. 从你这个组的视角看,你的感受是什么?
3. 从你这个组的视角看,你的需求是什么? 　　个人需求: 　　对父亲的需求: 　　对母亲的需求: 　　对奶奶的需求: 　　其他:

活动过程：

1. 将学生随机分组（A吴优组、B吴爸组、C吴妈组、D奶奶组）。

2. 导入。

（1）观看校园心理情景剧《吴优》序幕："你不好好读书，将来怎么办？"这句话。

（2）提问：这句话你们有听到过吗？谁说的？你听到这句话的感受如何？他说话的语气、姿态、动作是什么样子的？你能模仿一下吗？

3. 呈现"吴优的家庭场景"。

吴优的家庭场景

地点：吴优家

时间：周日下午

出场人物：吴优、吴爸、吴妈、奶奶

情境：吴优正在房间里认真拼高达。奶奶进来想塞点零花钱给吴优。

奶奶：优优，你这是在玩什么呀？都这么大了，还玩这种玩具呀？

吴优：奶奶，你不懂，这是高达。

奶奶：奶奶老了，跟不上你们了。这个你拿好。

吴优：什么东西呀？

奶奶：一点点小心意。住宿生活可不容易，多买点好吃的，好穿的。

吴优：不用了，奶奶。我爸妈给的钱够了。你自己的钱藏起来养老。

（推托中，爸爸看到了。）

吴爸（向着奶奶）：妈，你怎么又来了？已经说过很多次了。再说了，吴优一个高中生要花什么钱呀，要用的话我们也会给。妈，你不必整天操心了，自己买点补品养好身子。

（这时父亲发现吴优在拼高达，书包也丝毫没有打开过的痕迹，就转头教育吴优。）

吴爸：吴优你作业写了吗？

吴悠（吞吞吐吐）：写了一点。

吴爸:我看你是一点也没写吧。书包都没见你动过,我和你说过多少遍了,不要总是拼你那堆破玩意儿,你不听也就算了,现在倒好,还问你奶奶要起钱来了。你整天做些与学习无关的东西。你现在不好好读书,以后怎么办?到了社会上怎么找得到工作!

吴优:整天就只知道让我读书,你读书了没。我难道连自己的一点兴趣爱好也不能有了吗?你不是还一天到晚看球嘛!而且我没有问奶奶要钱,是奶奶要给我的,我本来就没打算要。

吴爸:你还敢和我顶嘴,你看看你自己,有什么过人之处。天天吃我的用我的,现在还开始造反了。我还养了一个白眼狼。你不好好读书对得起我们吗?我今天要是不好好教训教训你,我从此吴字儿就倒过来写。

(这时的奶奶见情况不对赶紧来劝,吴优也气得直喘气。)

奶奶:你说什么呢?孩子还小就开始骂孩子,打孩子了。你也不瞧瞧你自己当初还没我们家优优好呢!是我自己要给优优零花钱的,拼高达是他的爱好,我给他钱让他去做自己喜欢的事怎么啦?

吴爸:妈,你别说了。正因为这样我才更要管教好他,我也不想让他日子过得像我还有他妈妈当初一样。像他这个样子,不好好读书,将来能有什么出息,要和我一样打一辈子工吗?你这样不是在帮他,而是在害他!

奶奶:我这怎么是在害他……

(三人发生争执,听到响动的吴妈赶来。)

吴妈:你们瞎吵吵什么,整天吵来吵去的,有什么好吵的!我下个月就要考高级会计证书了,你们就不能让我清静会儿吗?你们爷俩还在给我火上浇油,真的是有其父必有其子。

吴爸:你可拉倒吧,这混小子都开始管妈要钱了,再不管管他,他就要反了天了。

奶奶:大家都别吵了,消消气。都是我的错好了吧,你们要怪就怪我,别动怒了。

吴爸:妈,你歇一会儿去,我们自己会解决的。

吴爸:(又对吴妈说)你到底什么意思啊,我管教孩子还要你来管,你给我好好做好自己的事就行了。

吴妈:我真是瞎了眼了嫁给你这个没用的东西。你看人家崔依凌。虽然从小心思就不在学习上,但是找到一个好老公直接少奋斗十年。现在跟我一样的职位。而我呢?整天没日没夜地看书,不都是为了咱们家能过得更好吗?你们现在不让我安心学习,对得起我吗?

吴爸:这就是整天为了那芝麻大点儿的事和我闹不和的理由吗?你到底有没有考虑到我的感受?这日子也是没法过了⋯⋯

吴优:好了你们不要吵了呀!要吵到外面吵去!

吴爸:还不都是为了你!

吴优(急争辩):我真的没有问奶奶要钱,不信你问奶奶。

奶奶:我给优优作证,是我自己要给他钱的,不关优优的事儿。

吴妈:妈,都到这份儿上了您就别再护着他了,您看看他,哪有个学生的样子?您还给他钱花,哪有这样宠孩子的?还有你这个月都别想碰你那些模型了,好好反省一下。不好好学习,天天就知道玩,你以后怎么有出路啊。

吴优:我说了我没要就是没要!你们不信拉倒!(一手挥掉桌上拼了一半的模型。)

吴妈:你这什么态度?

(吴优一把抓起书包摔到肩上走出去。)

吴妈:你去哪儿?

吴优:学校!合你们的意了?!

(2)提问:看完这一幕你的感受如何?在这个家里你看到了哪些关系?

知识点:家庭系统的多重关系;系统观的交互关系。

(3)完成小组学习单:在故事里吴优、吴爸、吴妈、奶奶遇到了什么事?他们的感受如何?他们的需求是什么?是怎样的社会文化价值观促成了这些需求?

4. 按照吴优组、吴爸组、吴妈组、奶奶组的指代角色,完成表 5-3 学习单。

5．丝巾扮演并定格。

选择一条或几条你们觉得最能代表你这个角色的纱巾并装扮上，呈现这个角色的典型动作的定格，并说出这个角色最典型的一句话。

6．家庭的改变。

（1）延续前面定格画面。

舞台中央，吴优组呈现吴优的经典动作和典型台词，吴爸、吴妈、奶奶三组依次呈现该组角色的经典动作、典型台词以及与主角的距离。

（2）教师提问：吴优家庭中的谁，可以做出哪些改变以改变这个家庭？

（3）舞台中央的吴优、吴爸、吴妈、奶奶根据讨论作出相应的改变，并分享改变后的感受。台下学生也可以做替身或者使用思维追踪说出角色不一样的心里话等。

7．分享交流。

让学生每人一句话表达"我的感悟"。

8．课后作业。

梳理"我的家庭"成员间的互动关系。

（二）课堂解读

图 5-5 是"寻找'吴优'"课堂中的情境。

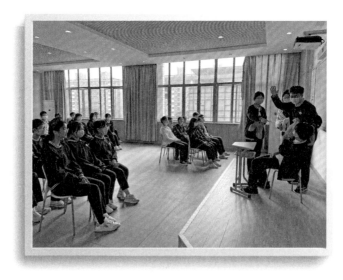

图 5-5

在每个小组给自己的角色找一条或几条可以代表角色的纱巾，并装扮上，给自己的角色设计一个典型的动作和一句话。

教师：好，大家讨论得非常激烈。现在我们一个一个来呈现，主人公吴优先来。

（以下实录里出现的吴优、吴妈、吴爸、奶奶均为小组代表。）

吴优：我们选择了蓝色和黄色的纱巾。蓝色说明吴优向往自由，但家庭让他有点忧郁和抑郁。黄色代表他对其他美好事物的向往，他喜欢拼高达，有一颗光明的心。

教师：向往自由，但又有受挫和忧郁感。

吴优：对对。

教师：现在把你们的吴优呈现出来。

（吴优走到舞台边坐下，将蓝色纱巾对折再对折挂在脖子上，黄色纱巾团成一团放在腿上，并双手抱头。）

吴优：我难道就只有学习一条出路吗？

教师：我难道就只有学习一条出路了吗？好，定格。

教师：吴优组接下来想看哪个角色？

吴优：妈妈。

教师：好的，妈妈来。妈妈自己找到你觉得和吴优的距离。

（吴妈拿了一条深红色的纱巾，团成一团放在腿上，来到了舞台上，斜对着吴优坐着，与吴优约2米距离。吴妈面前有一台电脑。吴妈伸出一只手指指着前方。）

吴妈：你看看人家。

教师：你看看人家。这是对吴优说的吗？

吴妈：没有，这是泛指。有时候对吴优说，有时候也是对爸爸说。

教师：对所有人指的。你看看人家。

教师：吴优，妈妈和吴优的距离你们觉得可以吗？是你们想象的距离吗？

吴优：感觉可以近一点。

教师：妈妈，吴优希望你们的距离可以近一点，你要近一点吗？

吴妈:我觉得可以。(吴妈拿起椅子坐到了吴优的侧后方。)

教师:接下来是?

吴优:爸爸。

(吴爸将红色纱巾围带在脖子上,灰色纱巾披在身上。)

吴爸:灰色代表他自己,人到中年没啥起色。红色代表希望,希望吴优好。但是被灰色盖住了。

(吴爸走上舞台,在吴优的右后侧站着,左手叉腰,右手指着吴优。)

吴爸:你现在不好好读书,你以后干什么?

教师:是比较急切的,有点指责的。

吴爸:对的。

教师:吴优组,你们觉得爸爸这个位置可以吗?

吴优:可以。

教师:好,定格。我们坚持一下。

教师:奶奶。

(奶奶披着白色纱巾出来。)

奶奶:白色是因为奶奶一直没什么存在感。

(奶奶蹲在吴优的脚边,比父母离吴优都远些,与吴妈在同一边。)

奶奶(双手摊开):你们别吵了,都是我的错,都是我的错。

教师:奶奶是激动的,又是无奈的。

奶奶:嗯嗯。

教师:吴优组感觉怎么样? 奶奶的位置可以吗?

吴优:奶奶可以贴近吴优点,换到爸爸那边。

教师:奶奶你觉得呢?

(奶奶换了位置。)

教师:现在我们依次把自己的招牌动作和标志话语说一下。

吴优:我难道就只有读书一条出路了吗?

吴妈:你看看人家。

吴爸:你现在不好好读书,你以后干什么?

奶奶：你们别吵了，都是我的错，都是我的错。

教师：好，定格。我们来听听在这个场景里，吴优的感受是什么样的？

吴优：我感觉自己很惨，家庭里有这么多矛盾，自己还不能有自己的梦想，只能学习学成书呆子。我感觉爸妈都不能理解我的行为。

教师：感觉不被理解，有点心烦。

教师：我也很想听听妈妈、爸爸、奶奶都是怎么想的。下面我们有一个替身的环节，任何一个同学都可以上台，你都可以走到场上四个角色的身后，把你的手搭在他的肩上，说一说角色此时此刻内心可能有的独白。我们可以联系一下之前的学习单，他为什么会这样？他真实的需求是什么？他当下可能有的想法是什么？

学生1（搭在吴妈的背上）：我这么努力地考注册会计师，为这个家付出了这么多努力，你却在这里就知道玩游戏，不好好学习。

教师：你对吴优是责怪的。还有其他想法吗？

学生2（搭在吴爸的背上）：我已经人到中年了，我也创业失败过一次。我不想让我的儿子到我这个年纪的时候一事无成，他现在不好好学习，以后要成为第二个我吗？

学生3（搭在吴优的背上）：你为什么不理解我，我只是玩一会儿，每天学习真的很累。

教师：我只是玩一会游戏，怎么我玩的时候就被你看见的，我学习的时候你总是看不见。

学生4（搭在奶奶背上）：为什么他们一直在吵架？

教师：我们刚刚听到一轮替身的话。我们听到了唉声叹气，听到了抱怨，听到了不理解，听到了心烦。我们再走深一点。还有更深层的话吗？

吴妈：我对爸爸和儿子的抱怨其实和我的工作不顺有关。

吴爸：我有点自暴自弃了，不想儿子和我一样。

教师：在家庭这个系统里，还有老婆和妈妈。有什么想对他们说的。

吴爸：想妈妈能够善终，她很辛苦。老婆也很辛苦，但她一拿我做比较，我火气就上来了。

教师：你能体会奶奶的辛劳和妈妈的辛苦。但每当被比较的时候，就容易情绪失控。

教师：有哪位妈妈来回应一下爸爸。

学生5（搭在吴妈的背上）：我现在做的这些只是想让这个家更好，孩子要管，我这么忙，你能把孩子放心上一点吗？

教师：你是想奋斗，又有点愧疚，是吗？

吴妈：嗯。

教师：吴优你的想法呢？

吴优：大家都挺不容易的，这我知道。但你们这个表达的方式真的很不舒服。能不能好好表达？大家都改变一下。

教师：吴优家的矛盾不是不可调和的。只要做出一点点改变，这个家就会不一样。我们小组讨论一下，吴优这个家怎么改变，就会有不一样的局面？

小组1：爸爸要主动了解吴优的兴趣。妈妈和奶奶一起做家务。

小组2：开家庭会议，吴优主动接近妈妈，和妈妈做好时间约定。表示我吴优是值得信赖的。

教师：爸爸妈妈听到吴优这么说，心里有什么想法？

奶奶：孙子有出息了。

教师：吴优主动改变自己，让这个家流动起来了。

小组3：妈妈回到家里，更关心吴优。爸爸出去好好工作。吴优要主动向妈妈表达希望妈妈能多关心自己。

教师：妈妈要回归家庭，爸爸走出家庭，要恢复自己的社会功能。是这样吗？吴优也要主动表达和妈妈的亲近。

小组4：吴优投身于学习，奶奶也不塞钱，也不打扰吴优学习。爸妈也促膝长谈一下。

教师：我们的家是共同建设的，任何一个人的改变，都可以让家流动起来。有时候爸爸妈妈很难改变，但我们自己可以先迈出一些小步伐，比如主动地和爸爸妈妈说说自己的心情和诉求。我们承担好自己的社会角色，让家温暖起来。

（三）原理说明

《吴优》是我们学校创作的情景剧，这部剧可以用于家庭关系主题的心理课堂。首先，用主题句"你不好好读书，将来怎么办？"为引子，创设一个情境。然后呈现吴优的家庭情境，让学生回忆这一幕的情景。接着，分组讨论每个角色（角色和主角的关系、内心的想法、最能代表这个角色的语言及动作），并为角色挑选纱巾依次摆出社会原子图。当社会原子图呈现后，邀请角色分别说出内心的话。用心去体会主角的感受，并说出主角内心的声音。然后小组讨论，主角可以做些什么，改变目前的社会原子图。当然，光是说出建议还不够，要让学生真正进入角色在舞台上模拟他们想到的办法。通过不断练习与模拟，知道困境不是不可改变、不可解决的，只要愿意尝试，整个家庭可以被盘活。

本课课堂情境来源于学生生活，当"你不好好读书，将来该怎么办？"的话题抛出后，学生很快进入情境，并能有感而发。在模仿父母的神态、动作、语气上，学生能慢慢入戏。在观看心理情景剧《吴优》时，学生非常专注，对于吴优的感受能够感同身受。所以在分享关系及需求时，学生们能够有话说，且能通过分享去思考家庭的多重关系以及各个家庭成员的需求及背后的文化价值。在最后的角色扮演上，虽然学生的表演技术一般，但学生的思考很有启发意义，能够通过不同的身位、动作的改变盘活家庭动力，任何一个家庭成员的小改变都能让整个家庭重新运转起来。

第二部分　心理剧小团体辅导

案例一：我与同伴的关系[①]

（一）实施过程

对象：高中学生。

活动目标：

1. 通过社会计量的方式，探索与同伴的关系。

---

① 本部分撰稿人：金山区教育学院王萱。

2. 在做剧的过程中,促使关系的改变与疗愈。

活动过程:

1. 活动准备。

在活动前教师需要准备好夹板、社会原子图(见图 5-6)、水笔、彩点(红、绿、黄三色)贴纸、彩色纱巾、音乐。

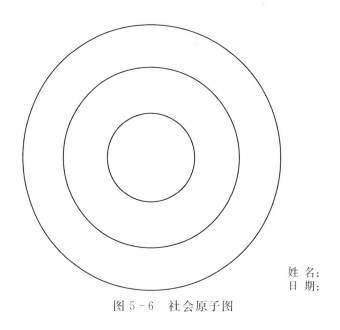

姓 名:
日 期:

图 5-6 社会原子图

2. 活动一:搭肩式社会计量。

(1) 引导语:人与人之间的关系因了解而加深。不知道同学们彼此之间的了解程度如何?下面,我们进行一个活动,每个人可以提出一个问题,同学们用行动的方式来表达自己的想法,当问出一个问题后,大家用手搭在对方的肩膀上以表示自己的想法,在搭肩的过程中不交流。

教师先开始提问:团体中,我觉得最有趣的人是?

教师邀请学生随机说出想了解的内容(比如:谦虚、善良、负责、正义、幽默……)用搭肩的方式进行表示。

(2) 学生分享。

每一次被搭得最多的同学、最少的同学接受采访:你的感受是什么?

搭肩的同学,分享理由。

每位同学分享在活动过程中的感受。

（3）过渡语：人是活在关系之中的，我们每天都在和不同的人进行着互动，通常有些人会带给我们好的感觉，有些人给我们的感觉就不那么舒服。人也是活在群体中的，我们会发现有的同学是群体的中心，有的同学独来独往。在目前阶段，我们和同学、同伴的相处时间很长，今天让我们一起来探索一下我们和同伴的关系。

3. 活动二：我的社会原子图。

（1）引导语：在刚刚的活动中，有没有某个瞬间让我们想起了，我自己生命中的某个与同学、朋友、群体相处的经历？我们的一生中有些人对我们很重要，和我们很亲密；也有些人给我们的影响不小，但总是和我们关系不太好，让我们感觉不舒服；还有些人和我们的关系总是正负交织。下面，我们用原子图来呈现一下这些关系，进一步探索我们与同伴的关系。

同学们在拿到原子图后，请先在圆心处写上自己的名字，请同学们思考哪些人或者群体对你是重要的、有影响的。在不同的距离的地方写上不同人的姓名或者是群体的名称，离你越近的人对你越重要，距离越近代表对你的影响越大。

下面，老师给大家提供了一些圆点，绿色的代表给你正向感受的，红色的代表给你带来负向感受的，黄色的代表的正负感受交织的。请用颜色来代表你的感受，把刚刚所写的名字用彩点贴住。不需要别人知道，只需要你自己知道这些在生命中的意义。

请大家在彩色的圆点上，用形状来表示性别，男生用□来表示，女生用○来表示，社群用△表示，如离世用×表示。

（2）学生分享（先两两分享，再集中交流）。

有几个点？分别代表了谁？（在介绍的过程中，可以用 TA 来代替，不一定说出这个圆点的名字。）

挑选一个你觉得此刻你最想分享的圆点，与同伴分享，谈谈 TA 对你的影响。

分享一个你和这个圆点之间发生的令你印象深刻的事。

4．活动三：做剧。

（1）借由社会原子图的呈现，产生主角，并进行做剧。

提示辅角：认真聆听主角在角色中的声音，观察表情、动作，用心体会该角色的情绪与感受。

提示观众：认真观看，不说话交流，尊重同学。

演出的过程中，适时使用定格、替身、角色扮演、角色互换、镜观等技术。

（2）做剧后的分享与讨论。

原则：不分析、不比较、不评价、不批评、不给建议。

主角分享：做完剧的感受：感觉怎样？心情怎样？身体怎样？在这个过程中，对自己的欣赏或发现是什么？发生这些事情，对你的影响是什么？有了这样的经验，为生活带来的不同是什么？

观剧的同学分享：有什么感受？在演出时哪个点触动到你了？在刚刚的剧中，有哪个部分在你的生活中也有类似的经验？

5．活动四：整理感受及结束。

（1）引导语：现在请同学们静下心来回顾一下这次活动的感受，让这些感受在内心里继续留存，用心体会一下这种感受。在桌上大家看到了这些彩色的纱巾，请每人挑选一种颜色的纱巾，代表此次活动中的感受或者是对自己的新发现，以挂在脖子上的方式作为礼物送给自己，选好的同学先回到座位。

（2）向大家介绍这个礼物。有时间的话先两两交流，再集体交流。

（3）所有人围成一个圆圈，用一个词形容今天的感受，参与者纷纷抛出自己的词语。带领者将所有的纱巾的一头汇聚在一起。

（4）结束语：现在将所有同学的感受都汇聚在一起，希望同学们将今天团体中的收获在心中保留、留存、发酵，期待也祝愿同学们未来和同伴之间有更加和谐的关系。

（5）保密。请大家感恩别人的分享，将今天的内容留在这里，如果你同意的话，请挥动你手中的纱巾，并念出自己的名字。

（二）活动解析

图5-7是"我与同伴的关系"小团体辅导中的活动照片。

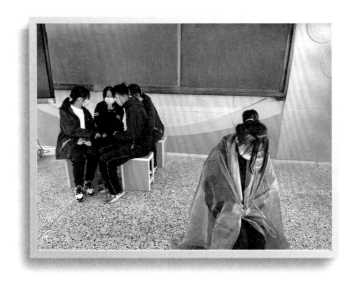

图 5-7

教师:在刚刚做原子图的过程中,我看到你有个红点,你愿意把她用剧的方式呈现出来吗?

学生 1(点头)。

教师:现在你的脑内有没有浮现出一些关于这个圆点的画面或者经历?

学生 1:有。(简单描述了被原来的好友排斥的情况。)

教师:在这个经历中,除了你之外还有其他的人吗? 他们是谁,请你告诉我。

学生 1:一个男生在跟别人讲话。

教师:请你在这个团体中选这位男生的替身。

(学生 1 即为主角,在团体中选择男生的替身,作为辅角。)

教师:这个场景中还有其他人吗?

学生 1:还有两个女生,一个男生。(请主角在团体中选择辅角。)

教师:你可以选用这里的纱巾、凳子、桌子把这个场景布置出来,是发生在哪里?

(主角布置第一幕场景:四位同学坐在椅子上,围坐在一起窃窃私语。)

教师:这个景布好了,是吗? 现在请你做这位男生,当时他说了什么。

学生1:(角色交换,坐到男生的位置上,辅角站在其身后。)我跟你说啊,某某女生就是莫名其妙,我就看了她一眼,她想那么多干什么。

教师:其他的同学在说什么?

学生1:在笑。

教师:当这个场景发生的时候,你在哪里?

(主角搬了一把凳子,坐在四位同学的远处。)

教师:现在请你坐在你的座位上,我们把当时这幕场景来重现一下。

(辅角根据刚才的描述,扮演各自的角色,重现这一幕场景。)

教师:(定格)你的感受是?

学生1:难受。

(主角想到了第一幕中男生提到使眼色的场景,在团体中选择其他辅角,并布置场景。通过角色交换,辅角了解各自的角色并扮演,重现场景:主角在食堂吃饭,男生路过主角,看了一眼主角。)

教师:(定格)当这一幕发生的时候,你的感受是什么?

学生1:不尊重人,很奇怪为什么这样看我。

(主角叙述后面发生的事,通过角色交换,辅角了解各自的角色并扮演,重现场景:主角与原来的好朋友交流,吐槽该男生。)

学生1:(角色交换,坐到原来好朋友的位置上,辅角站在其身后。)很奇怪,有什么好看的,看了还不承认。我现在好讨厌班主任哦,以前就感觉不太喜欢她,现在就更不喜欢她了。

教师:你现在说的这些话是谁说的话,是你自己说的话,还是这位女生(原来的好朋友)说的话?

学生1:是我说的。

教师:你现在想到一个具体的场景了吗?

学生1:有。

(主角在团体中选择班主任的替身,呈现去班主任办公室报告被同学孤立的情景。)

教师:班主任做了什么?说了什么?请你坐到班主任的位置上。

学生1：（角色交换，坐到班主任的位置上，替身站在其身后。）这件事情我也不好解决，这是班级里的事。

教师：班主任还说了什么？

学生1：如果他真的是这么说的话，证明这个男生的人品也有问题。这个事情我真的不好解决，要不我先问下班级里其他同学的情况再说。

（请主角镜观，主角的替身及其他辅角根据描述，扮演各自的角色，重现这一幕场景。）

教师：（定格）在这边停一下，看到这一幕，你有什么感受吗？

学生1：如果能解决的话，就不会这么难受，想把这事情忘记。但是他们感觉自己什么都没有做。

教师：现在，邀请下面作为观众的同学成为她的替身，请你们站在她的背后，如果你是她，当听到这些对话后，你的感受是什么？如果有同学想到，可以用搭肩的方式搭在她的肩上表达出来。

教师：（站在学生1的身后发声）老师这样的处理方式让我感觉很失望，我寄希望于老师能帮忙解决，但是老师好像并没有这样的能力，我对班主任其实有些情绪。

学生2：班级里的人际关系是一个压力，目前没有一个很好的解决方法，我希望老师会帮助我，但是我的力量可能太小了。

学生3：面对这样的人，真是倒大霉了，希望在未来不碰到这样的人，让班级的关系更加和谐。

教师：他们有说出你的感受吗？

学生1（点头）。

教师：有没有同学愿意做一下班主任的替身，来说说班主任的心声。

学生4：带领其他同学孤立同学是不对的，但是作为班主任面对这样的事情，我也不知道该怎么做。

学生5：这个事我也没办法，我能怎么办呢，我也很无奈。

教师：听到他们讲的内容，你有什么感受或想法吗？

学生1：或许真的是这样，没办法。

教师:可能部分处理了你对老师的感受,但是能感受到你还是有情绪。

学生1:是的,对那个男生还是很生气。

教师:需不需要对那个男生生气的部分做些处理?

学生1:可以。

(通过角色交换,辅角了解各自的角色并扮演,重现场景:主角与一女生聊天,男生把其拉走。第一遍辅角表演不到位,与主角核对后,再一次表演。通过直接对话处理对该男生的情绪,主角把不曾表达、不敢表达的部分在此表达了,情绪得到了宣泄。)

教师:(询问主角)你今天的感受如何?

学生1:蛮爽的。

教师:今天到这里可不可以?

学生1:可以。

(请每位辅角去角。)

(三)原理说明

这个小团体辅导聚焦学生与同伴的关系的探索,过程中教师要留意团体动力的流动、营造支持与安全的氛围。

通过社会原子图的制作显现议题与主角,教师要留心观察学生绘制的社会原子图中数量、距离、颜色的比例、性别的比例及这些在社会原子图上的分布情况,需特别留意内圈缺少支持性系统、缺少正向感受的学生。学生分享时,观察学生讲述时的情绪状态,评估学生的参与意愿,邀请学生成为主角进行做剧。主角的产生要基于学生的个人意愿,在征得学生同意的情况下进行做剧。

在做剧的过程中,邀请主角以具象化的方式呈现关系中的困扰,学生一开始可能以语言表达为主,提醒学生使用纱巾等素材进行布景,并以行动的方式告诉教师发生了什么,引导主角以就好像发生在此时此刻的方式进行。在与第一个辅角进行角色交换过程中,节奏要相对慢一些,直到主角确认辅角表达出了类似的感受,这样做的目的在于进一步暖化主角与辅角,帮助辅角了解自己需要扮演的角色,也为后面需要做辅角的学生作出了示范。有时学生在表述时会在不同的角色中跳跃,要及时识别,帮助学生加以澄清。除了对主角的关注,在演出的过程中,教师也要留意辅角及观众的情绪,评估团体成员的状况及氛围。在演出的最后,所有的辅角和替身都需要去角,帮助从剧中走出来,回到现实。

分享环节是帮助所有的团体成员整理感受、沉淀的过程,要提示学生注意不分析、不比较、不评价、不批评、不给建议,更多地分享自己在过程中的触动、感想,有利于教师了解团体成员的情绪、想法、感受,评估演出对团体成员的影响程度,同时也保护主角免受伤害。

案例二:"丝巾人生"[①]

(一) 实施过程

对象:高中学生。

活动目标:

1. 帮助受困扰事件影响、处在困境下的学生,连接内在支持性资源和力量。

2. 提升面对困境的信心和能力。

活动准备:

空间足够大的场地、各色丝巾若干(人数的三倍)、音乐、学习单(见表5-4)。

表5-4 "丝巾人生"学习单

班级		姓名	
假如现在又遇到这个困扰的事件。 我会这样想: 试着这样做: 会有这样的感受:			

---

① 本部分撰稿人:奉贤区教育学院钱月兰。

活动过程：

1．暖身活动：自我介绍。

（1）团体围站成一个大圈。

（2）配上简单的动作对自己名字加以解释，进行自我介绍。

（3）全体学生一起模仿每位学生自我介绍时的动作。

（4）学生分享活动感受。

2．丝巾人生的主体活动。

（1）根据团体人数分若干小组。

（2）聆听音乐，团体成员用心感受当下困扰自己的一件事。

这种感受如果用一种颜色来表示，会是什么颜色？请选择一条对应的丝巾。

在困扰事件的影响下，你是怎么去应对的？请再选择一条丝巾。

（3）团体成员带上自己的丝巾在小组内分享自己的感受。

（4）各组代表交流分享。

（5）小结：当自己处在困扰事件影响下，刹那间的感受是紧张、困惑、无奈的，想逃避，或是平静都是被允许的，让我们一起抱持它们。此刻对自己手中的丝巾颜色有调整的吗？如果有调整，现在可以上来调整。

（6）有调整的学生，分享调整的原因。

（7）在音乐的陪伴下，回想一下当你身处困境时，是谁一直在帮助支持着你？他/她会对你说什么？做些什么？选一条丝巾。

身处困境时，或许有一种信念，它让你充满了期待，鼓励你勇往直前。这种"信念"是什么呢？请选一条丝巾。

（8）学生分享交流。

（9）团体成员站起来围成圈（可以引导成员闭上眼睛，过程中可以配合播放音乐）。小结：我们回溯自己生命历程中那些施予我们爱、支持和帮助的人、满怀期待的美好事情与愿望时，去感受这所有的被爱与支持的力量。它们随着你每一次吸气，进入你的身体，滋养每一个细胞每一个器官。用心去感受，这温暖的能量在你内心缓缓地流淌、在你身体内慢慢扩散的感觉。请把丝巾挂在自己的脖子上,感受这爱和力量,让它一直陪伴着你。

（10）用1—2个词说说感受。

3．交流分享。

活动结束后,请学生们完成学习单,并进行交流。

（二）活动解析

图5-8是"丝巾人生"小团体辅导中的活动照片。

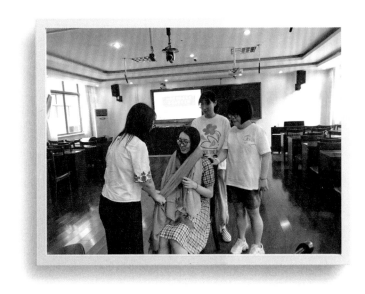

图 5-8

活动片段1

教师:在音乐的陪伴中回忆令自己困扰的事,选择一种颜色来代表自己的感受。

学生1:我选择了黑色,当我碰到困惑的时候,我的心情会很低落,不知所措。

教师:感觉很压抑,在这样一种情况下,你会怎么做呢?

学生1:我一般会躲起来,会有种逃避的心理,眼不见为净。

教师:这样做你又会有什么感受呢?

学生1:后怕,其实困难还在,我没办法去克服,担心事情会变得更糟。

教师:遇到困惑压抑又担心,但最后你能扛住也很不容易。如果现在要处理这压抑的黑色丝巾,你想怎么处理?

学生 1:我想把它扔得远远的。

教师:可以,现在你就把它有多远扔多远。

(学生 1 朝着教室的窗外把丝巾扔了下去。)

教师:现在感受如何?

学生 1:现在感觉身体很轻,感觉有一个通道可以让我继续走下去,呼吸很通畅。

教师:当有困惑的时候,找个合理的方式自我宣泄,平复自己内心的感受,也是个很不错的方法,谢谢你的分享。

活动片段 2

教师:在音乐的陪伴中回忆遇到困扰的事件后,自己是怎么做的? 选择一条丝巾代表自己的做法。

学生 2:我选了一条灰色的。我一般都是一个人去解决。因为我的学习压力非常大,爸爸妈妈总觉得我没有努力,不会和他们多说什么。

教师:老师觉得你很坚强,可不可以说这条丝巾代表了你的坚强?

学生 2:可以。

教师:希望这份坚强一直陪伴在你的人生路途中,如果它是身体的一部分,你觉得它是你身体的哪部分?

学生 2:我觉得是我的手臂。

教师:为什么这么说呢?

学生 2:坚强给予我力量,我觉得双手是创造财富的,动手动脑会让我更加有力量。

教师:你尝试用自己喜欢的方式让这条丝巾与你的手臂共生。

学生 2:(把丝巾从上面的手臂开始绕到手腕。)就这样。

教师:这样有什么感受?

学生 2:坚硬,有力量。

教师:在你遇到困惑的时候这坚定的力量一定能帮你战胜困惑。

活动片段 3

教师:回想一下当你身处困境,是谁一直在帮助支持着你? 他/她会对你说什么? 做什么? 选一条丝巾。

学生 3:我的丝巾色彩缤纷(将绿色、红色、灰色三条丝巾紧紧绕在一起)。

教师:很漂亮。他们是谁?

学生 3:我的生活中有很多股支撑我的力量。比如我的妈妈,她很爱我,但比较啰嗦。

教师:如果要在你这色彩缤纷的丝巾里选一条代表妈妈会是哪个颜色?

学生 3:灰色的。

教师:能说说为什么选这个颜色吗?

学生 3:妈妈是爱我的,就是啰嗦感觉有时内心有点烦,感觉有点红色,有时觉得对我也没什么帮助,感觉是灰色的,但是内心还是对她有点感激的,那是种绿色的感觉。

教师:听起来,妈妈让你有点矛盾的感觉,是吗?

学生 3:是的,妈妈的这种爱让我有负罪感。

教师:能详细说说吗?

学生 3:在我遇到困难的时候,妈妈会安慰我说没事的,妈妈会帮助你的。然后妈妈就一直会问这个事情怎么样了? 我觉得很鸡肋,没有实质性的帮助。

教师:在你看来这个实质性的帮助是什么?

学生 3:比如我上次化学考得不好,想找个补课老师。妈妈口头上说好的,但是等了好久都没有给我报班。还不停地说你先自己努力努力,妈妈去找找哪有好的老师。

教师:听下来你需要的实质性帮助,是妈妈及时高效地听从你的安排,是吗?

学生 3:应该说是的,我这个是正当的需求。到最后妈妈也没给我报班。

教师:现在要找到一个满意的老师容易吗? 妈妈说"先自己努力努力",你怎么看这句话?

学生 3:现在找到令人满意的老师不是很容易,妈妈找老师应该需要点时间。

教师：如果此刻这条三色丝巾就是妈妈，你会和妈妈怎么说？

学生3：谢谢妈妈！因为爸爸一直不在身边，一路走来都是你在给我帮助与支持，之前一直觉得你的关心有点令人烦躁，现在回想起来，妈妈你有你自己独特的爱与支持的方式，我会理解你的用心，之后也会更加珍惜的。

教师：妈妈会怎么回应你呢？

学生3：她会习惯性地抱我一下，说声："好的，妈妈相信你会的！"

教师：这丝巾如果要和你在一起，你会把它怎么安置？

（学生3先把之前拧紧在一起的三条丝巾松开，然后将三条丝巾铺平重叠在一起。）

教师：丝巾为什么会有这样的改变？

学生3：拧紧在一起感觉我和我妈妈是有隔阂的，妈妈没有走进我的心。现在感受到妈妈所做的让我很温暖。（学生3把三条重叠的丝巾披在后背上。）

（三）原理说明

"丝巾人生"是面向高中生开展的团体辅导活动，遵循团体辅导的设置。在活动开展前期，对活动主题内容进行公开、并招募团体成员。在达到10—15人后开展团体辅导活动。

在确定开展辅导活动的前期，教师应充分准备丝巾，一般在学生数的3倍。准备纸质团体辅导保密协议，每人一份，并在活动开始之前，一并阅读，集体签署保密协议。

在活动过程中音乐是"灵魂"，好的音乐可以快速触动学生的内心，对学生的体悟表达有事半功倍之效。在分享表达时，应考虑留有足够的时间，让参与的每位学生能充分地交流与分享。切记不能因时间问题而匆匆结束活动，而是让参与者沉浸其中，体验到活动有辅导之效果。

后续可以召开，关于参与丝巾人生团体辅导活动后的分享会，可进一步了解学生当下的心理。

第三部分　互动体验式心理剧①

案例："静静好烦恼"

（一）实施过程

对象：初中学生。

活动目标：

1. 在互动体验过程中，能大胆表达自己内心的真实情感，并学会解决烦恼与压力的方法。

2. 在互动体验中感受不同的压力，感悟并能以积极的心态勇敢面对烦恼与压力。

活动工具：天使、恶魔服装，向日葵，课桌椅，丝巾若干，PPT，音乐。

技术准备：

1. 演出团队准备：选择 12 位心理志愿者并进行演出前的训练，考评合格后录用，随即开始排练。

2. 场景技术准备：借用学校的舞台和音响设备，布置教室、家庭书房和客厅等场景。

活动人数：台上演员、台下学生大约 100 人。

活动过程：

1. 台下观众暖身活动。

（1）播放音乐，邀请台下观众全体起立，双手相合放在胸前。

（2）听到导演教师说完一句话，最后一个词语是大西瓜时，用双手比划出一个小西瓜的形状。如听到最后的词语是小西瓜，就用双手比划出一个大西瓜的形状。

（3）动作比划错误学生自行坐下，动作做对的学生继续游戏。

（4）导演教师视现场情况，决定结束游戏。

2. 台上演员表演并提问，台下观众互动回应。

（1）演出片段 1：起床。

---

① 本部分撰稿人：奉贤区教育学院钱月兰。

（昨天写作业到很晚，早上起不来。）

旁白：早上天还没亮，静静依旧沉浸在梦乡之中……

妈妈：静静快起床！

静静：不要吵我，让我再睡一会儿，我好困啊。

妈妈：快点起来了，快要六点了，待会洗洗弄弄，吃个早饭，上课都要来不及了。

静静：啊！我好困，眼睛都睁不开，让我再眯5分钟再起来。

妈妈：别说傻话了，快点，不然真的要迟到了。

静静：（迫不得已，慢吞吞地爬起来。）困死我了，每天这么早起床真是太难了！

互动提问1：同学们，你们有过这样的经历吗？你是怎么处理这样的难题的呢？

台下学生分享。

（2）演出片段2：洗漱。

爸爸：静静怎么在卫生间待那么久还不出来？

静静：我的天！我的脸上怎么又发了这么多颗痘痘！太明显了。今天去学校里，会不会被他们说啊？

爸爸：静静，你到底好了没？整天就知道打扮。你首要任务是学习，心思都不知道用在哪里。

静静：你就知道说我。

爸爸：还顶嘴。天天和你说要好好学习，要把心思放在学习上面，你听了吗？

静静：真是烦死了。（不开心）不和你说了，我上学去了！

爸爸：整天就知道关注自己好不好看，打扮的时间多花点在学习上，学习也不至于这么差！

互动提问2：如果是你，你会怎么说怎么做呢？

台下学生分享。

（3）演出片段3：家里。

妈妈:看什么书,赶紧给我去做作业。

静静:我不是正在努力做嘛。(拿卷子)妈,这是今天的卷子,需要你签下名。

妈妈:(愤怒)怎么考得这么差?你最近上课在干什么?做梦吗?考这个分数,是打算气死我吗?

妈妈:我和你爸小时候读书都是班级里最好的,怎么生出来个你,这么差劲。

静静的替身:妈妈每次都说,她和爸爸以前都是学霸,考得怎么好!但那是他们,不是我!我就是个笨蛋!

静静:生活里除了作业就是作业。

静静的替身:为什么妈妈就不能体谅我一下?真的太烦了,都不知道自己要做些什么!

互动提问3:一谈考试,说到分数,你的心情会怎么样呢?

台下学生分享。

3. 观众上台体验。

(1)邀请台下有意愿上台体验的学生进行现场体验。

(2)导演教师邀请上台体验的学生闭眼聆听音乐,回忆过去的经历,感受自己所处的压力。

(3)上台体验的学生在静静的位置上,替身依次说出角色的话,并将代表着压力与烦恼的丝巾的一头递给体验的学生。

时间:时间过得很快。你的作业一定来不及做了。(丝巾一头给到学生。)

天使:一定要做完今天的作业,这样才是好学生。(丝巾一头给到学生。)

恶魔:哎,作业真烦人,刷刷视频多开心!(丝巾一头给到学生。)

妈妈:不做课外练习题,成绩怎么提上去?(丝巾一头给到学生。)

爸爸:整天就知道打扮打扮,这学习能好吗?(丝巾一头给到学生。)

老师:要考试了。好好复习!好好复习啊!(丝巾一头给到学生。)

(4)上台体验的学生自发表达自己的感受。

(二)活动解析

图5-9是互动心理剧"静静好烦恼"的活动照片。

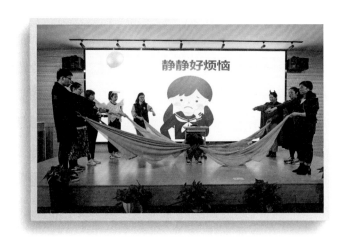

图 5-9

活动片段1:提问与回应

（1）互动问题1。

导演教师:同学们,你们有过这样的经历吗? 你是怎么处理这样的难题的呢?

学生1:我起床特别困难,一直要等妈妈叫我起来我才起来,有点拖延症的感觉。

导演教师:对此你有什么感受?

学生1:真实的感受是烦,我其实不想起床。

导演教师:那是什么力量最后让你起床了?

学生1:学校的校规,班主任规定迟到绕操场跑2000米,这太累人了。

导演教师:你是很守校规的学生。

学生2:每天早上起床非常困难,(自己)会抱怨,为什么昨晚作业不做快点早点睡。

导演教师:抱怨后,第二天你会怎么做呢?

学生2:似乎我每天都在懊悔中,因为做作业一直做得很晚,作业实在多,这不由自己控制啊。

导演教师:你是不是觉得自己在时间上要做个规划?

学生 2：老师你说对了，但我不知道怎么去规划。

导演教师：等会儿我们活动结束你可以留下，我们一起商量一下，你看可以吗？

学生 2：那太好了，谢谢老师！

学生 3：我总是喜欢赖一会儿，感觉起床特别困难，每天总是被妈妈打了后再起床，一早家里就会鸡飞狗跳，其实妈妈不打我也会起床的，越打越不想起来。

导演教师：听起来你有点委屈，这样的想法有跟妈妈表达过吗？

学生 3：有过，妈妈从不听我说的话。

导演教师：妈妈不听你的话，对此你有何感受？

学生 3：无奈，我得坚持到 18 岁，考上大学。

（2）互动问题 2。

导演教师：如果是你，你会怎么说怎么做呢？

学生 1：在卫生间大概要待十几分钟，还是挺关注自己的仪表的。

学生 2：我在卫生间待的时间不长，挺快的；有时候慢的话十几分钟，会被妈妈催。

学生 3：我平时不怎么打扮，使用电动牙刷刷牙，在卫生间一般 5—6 分钟。因为不想听到爸妈催促声，太烦人了。

学生 4：我在卫生间容易待很久，妈妈会催我快点，催了我就从卫生间出来。

（3）互动问题 3。

导演教师：一谈考试，说到分数，你的心情会怎么样呢？

学生 1：考得不好，回家可能爸爸妈妈会问，但是无能为力，只能用微笑去面对。

导演教师：喜怒哀乐人生常态，微笑面对是我们该向你学习的。

学生 2：我考第十名，我妈说下次考前五，我考到了前五，我妈说要考前三。

导演教师：对妈妈这样的要求你有何感受？

学生 2：永远都满足不了的妈。无底洞，太可怕。

导演教师：满足不了妈妈，你会怎么样？

学生 2：愧疚，毕竟妈妈为我也付出了很多。

导演教师：有时付出和收获是不平等的，你怎么看？

学生 2：是的，我会找合适的时候和妈妈说我尽力了。

导演教师：这样也是个很好的处理方式。

学生 3：有人问我成绩，我会说出来，但心情会有波动，从不好到更不好。

学生 4：我会闭口不谈，成绩很差，心情很糟糕。

活动片段 2：上台体验实录

导演教师：压力带给你是什么样的感受？想对压力说些什么？准备怎么处理这些压力？

上台体验学生：这个孩子和我的经历相似，她特别无助。

导演教师：在这些关系中，哪一个部分是让你最有触动的？我们可以一起先来看一看。

上台体验学生：老师！

（导演教师引导上台体验的学生先处理和老师的关系。）

导演教师：你有什么想对老师说的吗？

上台体验学生：请您多了解了解自己的学生，不要老是从别人的口中听，希望您能走近学生。

（女生不愿意和老师主动沟通，又不知该怎么处理，所以丝巾仍旧拿在手里，没有松开，压力依旧存在。）

导演教师：生活中可以允许与一部分的压力共存。

（上台体验的学生希望对与妈妈的关系进行一些探索，导演教师引导上台体验的学生再处理与妈妈的关系。）

上台体验学生：妈妈，我真的很努力了，你总是说我不够努力，说我不是你的女儿，说我不是你生的，我真的很伤心。小时候我是祖父母养大的，你总说我跟你的关系不够亲近……

导演教师：妈妈的言语有时让你伤心了，你希望妈妈怎么对你呢？

上台体验学生：能理解我,真真切切地关心我。

导演教师：父母的爱是我们每个人都想获取的。妈妈以前做得不够好的地方,你可以原谅她吗?

上台体验学生：可以原谅。随后双手松开,丝巾掉落在地上。

(三)原理说明

互动体验式心理剧以互动体验为主,团队中的每位成员根据自己参与整个过程的感受,结合自己过去的生活经验,时时分享交流,并由导演教师及时给予辅导。

互动体验式心理剧首先需要预设剧本,预设剧本内容应符合观看对象的需要。

心理剧团队成员对于心理剧技术运用要比较娴熟,比如舞动、空椅子、替身等,其能增加活动效果。预设情景剧排练时,表演者身体姿态、语言表达要夸张,用深情投入打动观众。预设情景剧需要排练,但排练周期不宜过长。

活动开始导入部分,热场破冰很重要,主持人即导演教师的亲和力、暖场气氛的营造直接影响到分享互动环节的有效性和互动性。对学生体验开展辅导时,"隐私保护"的说明有助于学生的真实分享。导演教师自始至终以"情"动人,时刻关注台上和台下的人群,尤其是上台来参与体验的学生,应给予他们及时的共情和此时此刻的支持。

对体验感触特别深的学生,活动结束后心理教师要及时跟踪关注,做好关爱辅导。

第六章　沙盘格盘

沙盘游戏疗法是通过积极想象的方式来达到治疗目的的创造性形式,这种方法的特点主要是在关系与沙盘的"自由与保护的空间"中,把沙子、水和沙具运用在富有创意的意象中,沙盘中表现出的意向是对沙盘游戏者心灵深处意识和无意识之间持续性对话的反映,通过这种方式可以实现心理分析与心理治疗的综合效果,促进人格发展。

第一节　原理概述^①

一、概念界定

沙盘游戏疗法是兴起于欧洲 20 世纪早期的一种心理治疗方法。起源于英国医生玛格丽特·洛温菲尔德(Margaret Lowenfeld)的工作,她在治疗过程中采用了名为"世界技法"(World Technique)的方法与儿童进行非言语交流。已故的瑞士荣格心理分析师朵拉·卡尔夫(Dora Kalff)以荣格分析心理学为基础提出了命名为"沙盘游戏"的治疗方法。后人对于沙盘游戏疗法的研究都基于朵拉·卡尔夫的开创性工作,这是一种以荣格分析心理学为理论基础的心理治疗方法。这种方法可以让人类的心灵在最深处得以转化。本文中小沙具和格盘的使用都可以说是沙盘游戏的简易使用。

二、理论基础

1. 荣格的分析心理学理论

分析心理学理论主要是原型、原型意象、集体无意识,充分利用创作过程

---

① 本部分撰稿人:上海市建平实验学校刘丽秋、上海市卢湾高级中学秦青、上海市徐汇区教育学院附属实验中学郭永芬。

的自由性连接意识与无意识，是一种非言语性和非指导性的心理治疗方法。人的心灵具有自我疗愈和趋于整合的倾向（Jung），这一倾向在适当的条件下会被激活。在一系列三维沙盘图景的创造过程中，来访者潜意识中的冲突通过象征的形式表现出来，与此同时，对其混乱的心理内容进行有益的重整，从而实现心灵的疗愈和转化。借助超越功能的转化性特点，沙盘游戏的象征性过程即是一个将意识的自我（ego）不断调整，以期与自性（Self）（荣格分析心理学中的核心原型）协调一致的过程。①

2. 中国的传统文化思想

卡尔夫在沙盘游戏创作过程中深受中国传统文化思想的影响。周敦颐的"太极图"是沙盘游戏的重要理论基础，除此之外，卡尔夫还在专著中反复引用《易经》和《老子》来分析个案的治疗和转化。中国道家思想中的"道法自然""道可道，非常道"以及"无为"对卡尔夫的沙盘游戏治疗发挥了关键的作用。东方思维具有"顺乎自然，无为而治"、理解与体验的整合、共感体验和内敛含蓄的特点，沙盘中不强求来访者必须怎样，在自由信任的空间里自主感悟自己的心灵，强调对体验、整合和静默的关注，淡化解释和分析等充分体现出东方思维的特点。②

三、沙盘和格盘在心理辅导中的作用

1. 沙盘和格盘有助于学生的自我探索

沙盘和格盘帮助来访者打开无意识大门，搭建意识与无意识之间的桥梁。沙盘和格盘的制作过程是一种自我心灵探索的历程③，打破意识层面，建立起通往无意识的桥梁，使一些无意识的东西通过更加立体化的方式表达出来。拿起自己有感觉的物件，这种有感觉很微妙，它包含了我们喜欢的、厌恶的、恐惧的。学生在运用沙盘和格盘表达自我的过程中，能够在放松、平等、有安全感的空间内，抒发自己内心的真实情感，可以卸下自身的防备和伪装，呈现真

① （美）特纳（Turner，B. A.）.沙盘游戏疗法手册[M]. 陈莹，姚晓东，译. 北京：中国轻工业出版社，2021.
② 柯青青. 沙盘游戏对初中生学业情绪调节的个案研究[D]. 江西：南昌大学硕士学位论文，2016.
③ 洪册. 共情在沙盘游戏中的运用[J]. 湖北成人教育学院学报，2013，19（1）：32—33＋36.

实的自己。在团体心理沙盘游戏中①,学生所表达的语言、情感和感受,均是无意识的,沙盘的分享过程,事实上是与自己进行对话,这种无意识的非言语交流,能够实现意识的相互整合,进而更加清晰地了解自己。

2. 沙盘和格盘有助于学生建立积极的关系

学生在运用沙盘和格盘呈现自己和重要他人关系时,将关系外化,非常直观形象地呈现关系中可能存在的问题。引导学生站在更客观的视角观察关系中的问题,发掘解决当前关系问题的可能思路。沙盘游戏倡导的"自由与保护的空间",给学生创造了安全、自由、保护和共情的心理氛围,也为学生提供了建立积极关系的参考。

3. 沙盘和格盘有助于学生释放不良情绪

在安全、"静默"、陪伴的环境中,学生通过沙盘和格盘,将自己压抑的心事、消极的情绪统统发泄出来,或将自己无法承担、无法消化的事情告诉老师、同学,分享的过程即是发泄的过程。同样,在倾听别人的分享、建议的过程中,学生也能够重新认知自身的问题,有利于释放自己的不良情绪,丰富内心的积极情绪,进而获得心理上的成长。

四、方法介绍

(一) 沙盘小物件

在沙盘游戏的基础上,我们在工作实践中探索了多种使用方式,如用几个沙具形象直观地呈现个体目前困惑中的主要人物关系、状态,外化个体的主要问题,进行自我认识、亲子关系、同伴关系等方面的实践探索,促发个体自性化过程。呈现在沙盘中的象征形式可以是单个沙具、沙具组合或是整个沙盘,象征以一种可意识的或可见的方式包含着潜意识的内容,当这些内容被意识到,就会支持和促进自性化的过程。

---

① 单册,丛军.心理沙盘游戏疗法在高校学生人际关系教育中的应用探讨[J].湖北开放职业学院学报,2019,32
(20):68—69.

在日常的个案辅导中,运用传统的沙盘疗法往往挑战我们的个案时长、次数,以及对沙盘的专业解读。面对学生的一般心理困惑,选择简化沙盘的操作流程,尝试仅运用单个沙具或沙具组合,可以在较短的时间里帮助来访者解答现实生活中的困惑。

(二)团体沙盘游戏

团体沙盘游戏疗法是 20 世纪 80 年代由迪·多美妮科(De Domenico)开创并发展起来的。团体沙盘游戏是在团体的情境下进行沙盘游戏活动,通过团体的人际交互作用,促使认识自我和探讨自我,观察并接纳他人,影响团体的人际关系和交往特点,以及团体中个人的认知、情感和行为,从而对团体和个人产生治疗效果。已有研究表明,团体沙盘游戏在幼儿教育、儿童行为问题干预研究、大学生职业生涯规划、应对教师群体压力等领域有应用效果。①

(三)心理格板

心理格板由两个部分组成。一个部分为木质格板一块:正方形,边长35cm 左右,由两个有凹槽的木板拼接而成,代表来访者在社会上的一个系统,包括家庭或其他小群体,其边沿表示系统与外界的界限;另一部分为木偶人:30 余个,大小不一、形状各异,除原色外另有 10 种颜色,具有不同的寓意,其真正的赋义应尊重来访者的分析。

心理格板②作为一种外化问题、直观投射的有效工具,其技术的应用程序要遵循容纳、保护和自由的无意识工作方式,帮助心理咨询师和来访者快速发现问题,提高心理咨询的有效性。

---

① 范国平,高岚,李江雪."沙盘游戏"的理论分析及其在幼儿教育中的应用研究[J].心理学探新,2003,2:51—54;孙萍,曲云霞,吴军.团体沙盘游戏应对教师群体压力的研究[J].中国健康心理学杂志,2013,21:1526—1528.
② 杨素华.心理格板技术及其在心理咨询及谈心谈话中的应用[J].山东商业职业技术学院学报,2019,19(4):102—106.

第二节　方法与应用

第一部分　沙盘小物件[①]

案例一：我与自己

（一）实施过程

对象：初中学生。

活动目标：

帮助学生了解过去的自我，觉察当前状态的自我，探索未来的自我。

活动过程：

1. 引导语。

今天是周末，当清晨的第一缕阳光洒进卧室，你微微张开眼睛，开始一天的生活。

2. 根据引导语找出相应的沙具，并说说自己的所思所想。

（1）如果用一个沙具代表现在的你，你会选择什么沙具？为什么？

（2）如果用一个沙具代表过去的你，你会选择什么沙具？为什么？

（3）如果用一个沙具代表未来的你，你会选择什么沙具？为什么？

（4）分享和交流你的感想和体会。

（二）作品解读

作品 1：

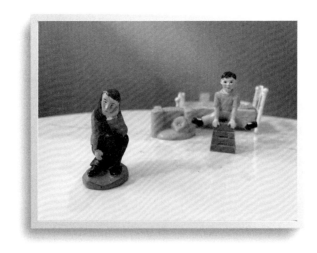

图 6-1

---

① 本部分撰稿人：上海市徐汇区教育学院附属实验中学郭永芬。

图 6-1 是初三女生小梦同学选择的"现在与过去"。

左边：小梦选了一个沉思状态的沙具代表"现在的自己"，小梦说看到这个沙具，明白了自己实际是开始认真地想思考未来。

右边：小梦挑选了一些儿时的玩具，以及在跳箱的小朋友，代表"儿时的自己"。小梦说：儿时的状态，是轻松快乐的，跳箱的状态就像许多人儿时对未来的向往一样，简单地盼望着长大，没有想到长大也需要勇气和积累。

小梦想到了升入九年级后，班级同学都非常努力，她却感到有些迷茫，想努力却提不起劲，不努力又好像心中不踏实，感到茫然。想到了儿时的自己，感慨那时自由自在玩耍的美好。沙具呈现后，小梦说我要努力学习，因为只有过了眼前读书考试的关键时期，未来才能像小时候这样快乐玩耍，否则玩得也不会开心，沙具的摆放让小梦觉醒，重拾努力的勇气。

作品 2：

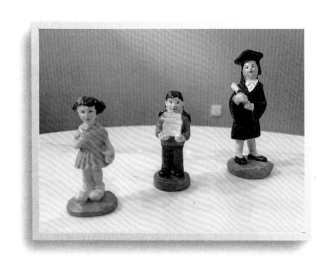

图 6-2

图 6-2 是初二女生小玉选择的"过去、现在和未来"。

左边是儿时读书的自己，中间是现在读书时的自己，右边是未来学有所成的自己。

小玉看到这三个沙具笑了，想到一直爱学习的自己，原来内在的自己一直没有变，学习过程中有喜怒哀乐，但更多的是自己的成长变化。看到"未来学有所成的自己",小玉也觉得就是自己梦想中的样子,相信自己每天积累一点点,会走向自己的理想目标。

（三）原理说明

中国有句经典名言:"人贵有自知之明。"可见认识自己对人生是何等重要。进入青春期,学生开始对自己有所思考,包括体貌、个性、学业、人际关系等,并在对"自我"的思考中逐渐形成了对自身的态度和看法。

请学生从众多范围广泛的沙具中挑选出某些特定的沙具,在静默的氛围中,来访者的心灵推动他/她去发现并选择那些他/她自身所需的蕴含转化特性的实物沙具。在无意识或意识较为放松的情况下,来访者的心灵浮现并推进着自身的发展。我们需要秉持这样的观念:即使选择的是简单的石头或小树,那也是心灵的展现。我们要尊重他/她的展现,并接纳他/她的改变和调整。

案例二:我和朋友

（一）实施过程

对象:初中学生。

活动目标:

1. 帮助学生合理认识自己和他人之间的异同。

2. 交流现实人际交往的困惑,探索、分享人际交往的关键要素。

3. 讲述理想的人际交往的情景故事,思考自我需要完善的方面,引导学生逐步掌握人际交往的关键要素。

活动过程:

1. 请学生选择一个代表自己的沙具,再选择一个代表自己朋友的沙具,谈谈选择这个沙具的理由。

2. 说出自己和朋友的共同点和不同点。

3. 请学生用沙盘小物件呈现自己和朋友相处中的困惑,引导学生通过沙具呈现具体的状况,分析原因,改善与同学的关系,促进朋友间的友好相处。

（二）作品解读

图 6-3 是初一男生小袁选择的沙具。

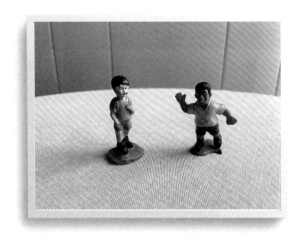

图 6-3

左边的男孩代表自己,他觉得自己很热情、友善。

右边的是他朋友,这个朋友是一个有想法、有性格的人。

小袁和朋友的共同点是都喜欢哈利·波特,喜欢运动;不同的地方是自己更热情、随和一些,朋友更高冷一些;自己喜欢粘人,朋友比较独立。

图 6-4 左边是小袁找朋友玩时的情景,右边是朋友来找小袁玩时的情景。

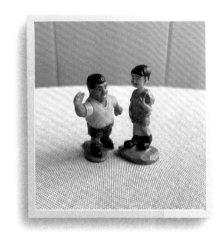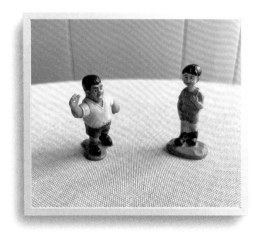

图 6-4

小袁感觉好朋友在刻意远离自己,经常找借口比如"去问老师题目"就跑开了。小袁问朋友是不是不想做好朋友了,朋友又说他挺喜欢我这个朋友的。小袁很困惑。不清楚好朋友为什么这般若即若离。

看到了沙具呈现,小袁看到自己跟好朋友玩时,贴着好朋友;好朋友来找自己玩时,两个人保持一定的距离。教师引导小袁观察两种状态的不同,小袁意识到和好朋友相处需要保持一定的距离。

(三)原理说明

同伴关系是进入青春期学生非常看重的关系。本活动运用沙盘小物件表征自我与朋友,让学生发掘人际交往过程中,自我与朋友的异同,并探索如何求同存异,以及人际交往的一些重要因素。

沙盘小物件呈现了同伴交往中的距离,也呈现了朋友交往中的很多事件,让学生更清晰地看到可能存在的问题,以及个人的自我思考。在学生借用沙具呈现人际关系状态的过程中,心理老师需要始终保持耐心、好奇、倾听,为学生营造自由、安全的氛围。

案例三:我和家人

对象:初中学生。

活动目标:

1. 选择不同的沙具代表自己和家人,外化自我的心理状态和对家人的想法、态度。

2. 运用沙具人物之间的位置关系状态,呈现当前家人相处之间的矛盾冲突,澄清学生存在的苦恼。

3. 通过采用过去、现在和未来不同的家人相处状态的摆放与描述,帮助学生逐步梳理当前苦恼的原因,探索化解苦恼的方式方法。

活动过程:

1. 选择一个沙具代表自己,具体描述自己当下的心情状态。

2. 分别选择一个沙具代表自己的爸爸、妈妈,以及其他的家人,呈现小时候家人之间的关系状态,描述此刻在此状态下的感受,并聊聊印象深刻的一件事。

3. 用沙具呈现当前家人之间的关系状态，描述此刻在此状态下的感受，对爸爸、妈妈等人说说自己的心里话。

4. 分享和交流。探索自己和爸爸妈妈关系的变化，促进孩子与父母的和谐沟通。

（二）作品解读

图 6-5 是初一男生小江摆放的小时候和爸爸妈妈在公园里游玩的场景。小江说："我记得小时候，一到周末，爸爸妈妈就带我去公园玩，放风筝、滑滑梯、吃各种零食，直到玩累了。听爸爸说，我每次回来路上就睡着了。爸爸把我扛到六楼，然后，我就睡醒了，爸爸嘲笑我肯定是装睡，然后我们三个人笑成一团。"从沙具和摆放的位置看，小江和父母过去非常和谐、亲密，展现了浓浓的亲子情。

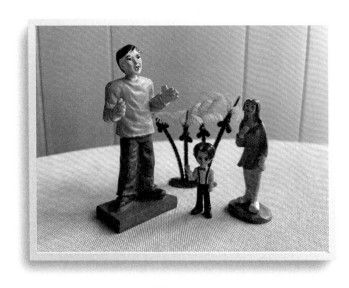

图 6-5

图 6-6 展示了小江和爸爸、妈妈以及妹妹的关系。自从妹妹出生后，家里人都围着妹妹，沙具呈现了大家各自在忙碌，似乎都是每个人的分内之事。观察几个人的互动，小江发现没有爸爸妈妈和自己的互动。小江觉得自己像是局外人，很是苦恼。沙画呈现了妹妹出生后，小江和家人之间关系的变化，也呈现了当前小江内心深深的失落。虽然自己知道妹妹现在小，需要爸妈的

照顾,可是,自己也是个小孩,也希望爸妈呵护自己。

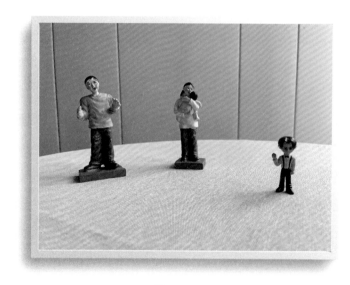

图 6 - 6

小江说:"妈妈和妹妹更多的时候在一起,我大部分时间在写作业,爸爸在工作,回到家也经常在接电话,偶尔帮忙照顾妹妹。"小江想对妈妈说:"希望你照顾妹妹的同时,也来关心关心我,不要只是考试成绩出来的时候才想到我。"小江想对爸爸说:"希望爸爸回到家后,少接一些电话,妈妈要照顾妹妹,但你可以来管管我的学习之类的。"小江说:"不知道对妹妹说什么,本来我挺想有个妹妹的,但现实是妹妹出生后,我们三个人的关系都疏远了,唉。"

（三）原理说明

亲子冲突是青春期孩子和家长之间常见的矛盾,孩子在长大,渴望自主管理;家长尚未适应孩子的成长,沿用小时候的教养方式,冲突在所难免。这个活动运用沙盘小物件,表征家人之间不同的关系状态,有助于学生发现自我与家人的特点,更清晰当前遇到的困惑的原因。

请学生在家人之间位置关系的基础上回忆一件印象深刻的事,说说自己的心里话,营造一种家人就在眼前的场景,有助于学生外化自我的心理状态,包括宣泄对家人的情绪、梳理彼此的关系。教师后续还可以邀请家人一起参与活动,让学生从对沙具场景的描述和内心诉说,过渡到对家人的直接表达,有助于增进彼此的感情，化解矛盾。

第二部分　人物格板①

案例一：我在团体中的位置

（一）实施过程

对象：初中学生。

活动目标：在团体辅导活动中，带领学生通过自我评价、他人评价来进一步认识自我，进行自我探索。

活动准备：使用一套或者两套心理格盘，尽量使人偶的总数量是团队成员人数的 2 倍，可供选择的余地大；活动对象最好是比较熟识的团体；活动场所是教室或者有足够大的空间的活动室；有放置格盘的桌子，每个同学围坐在桌子周围；将心理格板拼接成一块，置于桌子上，再把人偶摆在旁边。

活动过程：

1. 引导语：同学们，请大家将格盘想象成我们这个团体，每个同学挑选一个人偶代表自己，同时，请想想在代表我们团体的这个格盘中，我们大约是处在什么位置，（与你平日里的座位无关）是一种什么样的状态。

2. 想好之后，请每个人将代表自己的人偶放到格盘上相应的位置，注意一下你的脸的朝向，请记住代表自己的人偶及位置，全体成员都摆好后，定格，不要再动了。

3. 请同学们离开自己的座位，任意选择至少 3 位同学，询问他们，你为什么觉得这个人偶最能代表你？为什么你选择这个位置？同时，请他们分别说说，他们眼中的你是什么样的？（外貌、品质、性格、行为）

4. 请同学们回到自己的位置坐好，进入到改变阶段。通过刚才活动的交流，你如果想调换代表自己的人偶、位置、面部朝向，可以重新寻找新的代表自己的人偶、位置、面部朝向等，进行相应的调换，并保持定格。

5. 请调换好的同学都回到自己的座位，进入到分享环节。分享下列

---

① 本部分撰稿人：上海市建平实验中学刘丽秋。

问题：

（1）为什么选择这个人偶代表自己？这样的位置、面部朝向表达的是什么意思？

（2）说说在刚才交流的同学眼中，自己是什么样子的。

（3）调换过的人偶、位置、面部朝向，想表达的是什么？

6. 请每个同学结合自己的认识和刚才同学们的交流，说说对自己的认识，以及有哪些新的发现。

（二）作品解读

从下面两幅作品中，可以看出活动的参与者对于自己的认识。他们通过人偶颜色、位置、大小等，在自我评价与他人评价中来达成自己眼中的我与他人眼中的我的整合与统一。

图 6 - 7 是初二 12 个学生完成的团体格盘作品。从大家的面部朝向和位置可以看出来，除了两个人之外，其余所有人的面部都是朝向红色人偶方向，而且位置相对比较紧密，并没有分散到格盘的各个方向。可以看出红色人偶在这个集体中具有一定的影响力和地位。

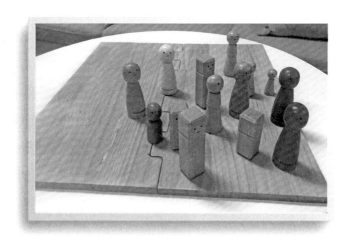

图 6 - 7

选取红色人偶的同学表示，自己平时就喜欢红色，觉得红色能够代表自己性格中的火热与力量，作为团队的带领者，她想带着这个团队开阔视野，向外探索，所以她把自己放在了整个格板的边缘位置，面部朝向外面的世界。

其中两个选取小方人偶的同学，觉得自己在团队中属于那种中规中矩、老老实实的人，而且参与活动比较积极，所以把自己放到了相对中间的位置。但是每个人都表示，自己想靠近团队的带领者，所以，都是紧紧地围绕在周围，使这个盘面看起来整体偏向了一方。

图6-8是同学们经过交流，改变之后的作品。有4位同学作出了改变。这4个同学分享了自己改变的原因。

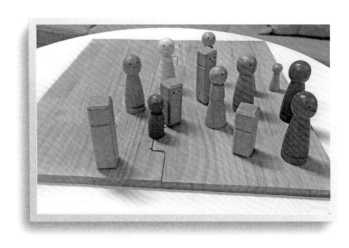

图6-8

选取灰色人偶的同学觉得自己是班长，应该协助带领者照顾好大家，所以将面部改成朝向团队成员。

选取最近处的大方原木同学表示，听同学说，并没有因为自己缺席很多课程，而感觉到和大家生疏后，就把自己移到了靠近中间的位置。

小绿同学旁边的小方同学，听到小绿同学评价自己是一个很能照顾他人感受、懂得生活的人后，觉得自己被共情到了，于是挪到了小绿旁边。

最远处的有裙摆的原色人偶的同学表示，自己平时就喜欢静静地欣赏大家，在同学眼中也有同感，于是，她把自己放到略远一点的位置。

（三）原理说明

这个活动属于自我探索类的团体心理辅导活动，通过学生对于自己在团体中的自我定位、他人评价来不断外化出内心对自己的认识，进行自我探索，该活动可用于成员之间有一定熟悉程度的小团体辅导中。

初中是自我认识发展的重要时期,在成长过程中,学生逐渐形成了对于自己生理上、外观上、心理上、能力上的一种认识,这种认识既有自己主观感知到的,也有通过他人的评价获取的。本活动设计通过心理格盘客体外化的方式,形象、有趣地将自己心目中的我与他人心目中的我进行了整合,带领同学们去达成进一步认识自己的目的。

案例二:家庭时空

(一)实施过程

对象:初中学生。

活动目标:在个案咨询辅导中,引导来访者探索家庭成员之间的互动与关系,家庭成员与来访者内心联结的发展变化,帮助来访者不断澄清自我、疗愈与成长。

活动过程:

1. 请来访学生选择最能代表自己的木偶小人放到格板上最想放的位置。然后请说说格板上那个"自己"的性格、情绪、状态等等。

2. 找出今天自己最想讨论的一个家人,可以是亲密的,也可以是有矛盾的、不喜欢的家人。

(1)选择一个木头人偶代表他/她,放到格板上最想放的位置上。

(2)说说他/她是怎样的人? 他/她眼中的你是怎样的人? 说说在你的成长记忆中,比较难忘的关于他/她的愉快的、难过的故事。那时大约是几岁? 那时你的状态如何? 请用一个人偶代表那时的自己,放到相应的位置。

如果来访学生能说出几个故事,就要让学生摆放几个代表那时的自己的"木头人偶",尽可能清晰地呈现来访学生与他/她之间的事情脉络、情感线索。直到关于这个人物的讨论结束为止。

3. 进入下一个人物讨论。可以是来访学生确定,也可以咨询教师确定。步骤如上。

4. 讨论格板上各人物的相互关系与影响。

5. 如果可以重新选择木头人偶、成员之间的位置、脸的朝向，询问来访学生是否有想变动的？为什么？可以再次改动盘面，直到让来访学生觉得比较舒服为准。这样的家庭给你什么感觉？就你的现状而言，你觉得自己在哪些方面可以去适应、调整、突破？你觉得自己可以获得哪些支持和帮助？

（二）作品解读

这是一个家庭格盘，是帮助离异家庭初二女生姗姗理清家庭成员之间关系，呈现隐藏在内心的力量和伤痛，经过辅导得到疗愈与成长的个案，历时一个学期。

图6-9是初二女生姗姗和她爸爸的格盘图。

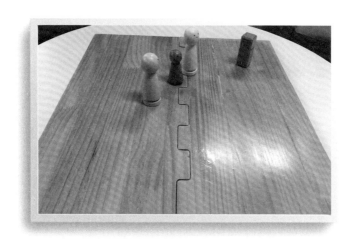

图 6-9

姗姗用白色人偶代表她，姗姗说这是自己非常喜欢的一个文学作品中的人物《飘》中的"梅兰"，她是纯洁、美好的，是自己目前阶段精神上非常重要的他人。

小方人偶代表目前阶段的自己，呆呆的、脑袋经常不好使。

原木色小人偶代表五年级时的自己，那时自己是开心的、无忧无虑，那时爸爸时而会陪伴在身边。

黄色的人偶是姗姗的爸爸，温暖、高大，能够带给孩子幸福，也是姗姗第一个想讨论的家人，对于姗姗非常重要。

图6-10是姗姗一年级时的格盘图：穿裙装的原木色人偶是一年级时的

姗姗,那时的她无忧无虑,对于家里发生了什么事情不会多想,爸爸因为工作关系,回家很少,妈妈是格盘中远距离的小木人,是一个性格冷漠的人,和自己的距离始终有些疏远,没有太多记忆。

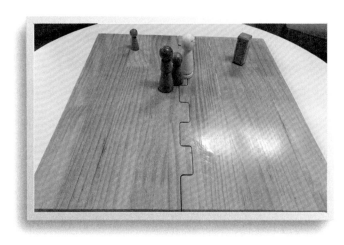

图 6 - 10

图 6-11 是五年级时姗姗的家庭格盘。她把爸爸由原来的温暖的黄色人偶换成了大号的原木方偶,放到了离自己很远的边缘,她觉得爸爸从自己的生活中渐渐远离,很少往来了。妈妈由原来那个"小不点"变成了"大号原木人偶",已经在姗姗的生活中占有更大的比例,但是离姗姗的距离依旧很远。从这幅作品中,可以看出姗姗的家庭环境发生了改变,父母对于她而言,心理距离正在发生改变,"远离的爸爸、变大的妈妈",姗姗不愿面对的伤痛,在这幅

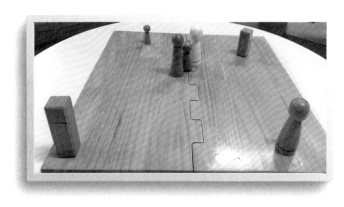

图 6 - 11

作品中表现了出来。

图 6-12 是姗姗经过心理教师近一个学期的个别辅导后的格盘图。姗姗用圆润的人偶替换了原来那个方木人偶，来代表自己，她觉得自己理清关系后，自我成长了，不再是那个头脑呆呆的、不清醒的自己。妈妈与姗姗的心理距离也稍稍近了些许，但依旧不如多年前爸爸带给自己的温暖与幸福。爸爸虽然是遥远的存在，但是在孩子心目中始终有他的位置。

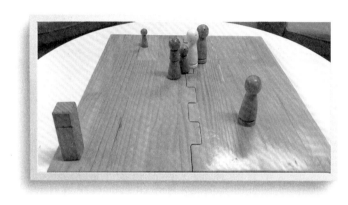

图 6-12

(三) 原理说明

本活动主要运用个案咨询辅导，引导来访学生探索家庭成员之间的互动与影响，帮助来访学生澄清问题，促进自我成长。

来访学生将代表自己与家人的木头人偶摆放到格板上相应的位置，通过逐一深入讨论和某一个家庭成员之间的故事，在对家庭事件进行循环分析的过程中，不仅实现了家庭问题外化、情感联结追踪，更可以使来访学生从旁观者的视角重新看待自己、家人及家庭问题。在深入和具体的探索过程中，进一步厘清自己对于家人在认知上、事件上、情感上的困扰与疑惑，对于澄清自我内心深处与家人之间的困扰与盲区有很大帮助。

教师是这个过程中的引导者，使来访学生在安全的环境中，愿意敞开内心去探讨自己和家人。教师是信息的收集者，要能从来访学生的言语表达、情绪反应中，整合各种内心表达。在询问过程中，教师不要加入有个人感情色彩的解读，有意倾向某个家庭成员；对于有疑问的信息要和来访学生及时核对，便于准确地了解来访学生的情感和意愿。

案例三：资源风暴

（一）实施过程

对象：初中学生。

活动目标：在个案咨询辅导中，帮助来访学生探寻身边可利用的资源去解决问题。

活动过程：

1. 教师引导语：格板代表来访学生生活的社会，包括家人、同学、其他社会圈子等。各种人偶可以代表来访学生心目中的任何具体的或抽象的意义，如，可以是一个人、事件、困惑、力量、理想、想法、情绪等等，但是具体代表什么意义由来访学生本人定义。人偶或小物件的颜色、大小所代表的意义，也由来访学生自己定义，但是相互之间距离的远近通常表述关系亲疏。

2. 请来访学生挑选一个人偶代表自己所遇到的问题，放到格盘相应的位置上。老师需要与学生讨论，这个"问题"具体是什么？对学生具体的影响是什么？接下来，老师请来访学生，想想这个"问题"是否有一些同伴、小弟兄、小助手，选取相应的人偶代表他们，将他们摆放到"问题"的周围。并逐一请同学们解释他们分别代表了什么？有什么样的事情发生？有什么样的影响？

3. 请来访学生挑选能够代表遇到问题时的自己的人偶，放到格盘上相应的位置，并请说说这个"自己"的情绪、想法、状态是什么样的。接着，请来访学生想想自己身边有哪些可以利用的资源与力量，分别用不同的人偶与小物件代表，摆放在自己的周围。请学生说说他们都代表什么，能给自己的资源与力量是什么。在这个过程中，教师要不断启发学生，仔细想想还有哪些资源可以利用，自己还可以怎样想、怎样做。

4. 请来访学生想想心目中那个假设"解决问题后的我"是什么样的。然后挑选合适的人偶代表，放到格盘上相应位置。说一说："解决问题后的我"的心情、状态是什么样的？那时我身边的资源是什么？具有哪些能力？

5. 如果站在"解决问题后的我"的那个时空来看"遇到问题时的自己"，觉得自己还有哪些资源与能量可以利用去面对目前所遇到的困难？请用合适的人偶代表，放到格盘上"遇到问题时的自己"的旁边，并解释。

6. 将刚才搜集到的有资源集中在一起，请来访学生想想"当下的自己"是否有变化。如果有，请选择恰切的人偶取代原来的那个代表"当下的自己"的人偶，放到格盘上。身边的资源是否有变化？如果有，请进行相应的调整。接下来再看看"问题"及其周围的小兄弟、小助手可以进行哪些调整？并进行调整。

7. 最后再次总结可以利用的各种资源，提升解决问题的信心。

注意事项：不能将小人偶和小物件摆到格板外面，没有使用数量限制。教师是引领者，但不是指导者；教师是启发者，但不是灌输者。全程教师可以不停启发来访学生，尤其是当来访者寻找不到资源，心态比较消极时，教师要帮助来访学生看到希望，这点非常重要。

（二）作品解读

小莉是初一女生，她最近觉得同学们在背后议论她，她很害怕，看到同学们就躲得远远的，这是她个别咨询中呈现的格盘。

图 6-13：在这幅作品中，小莉用黑色人偶表示自己遇到的问题，即被同学议论。周围的几个原木人偶分别表示参与议论自己的人。

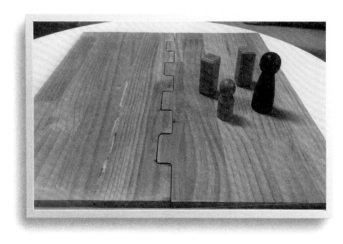

图 6-13

图 6-14：原木色的小人偶代表小莉自己，因为害怕，她选择将头转过来，背对着他们，面对这样的情况，觉得自己难以招架，势单力薄，是很弱小的。心理老师让小莉仔细想想是不是真的只有自己一个人面对一群人？是否有可以利用的身边的资源，帮助自己走出困境？

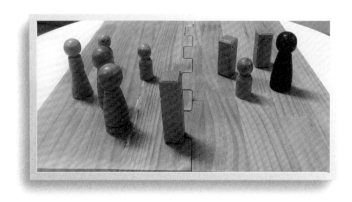

图 6-14

在老师的启发下，小莉先后想出了很多很多的资源，格盘中站在她旁边的包括了老师、家长，还有一些实际对她也是友好的同学，她让这些同学也作为资源站在了她的身旁。

图 6-15 是心理老师让小莉畅想走出困境后的自己，她觉得那时自己的状态是圣洁、有能力，有自己最喜欢的艺术陪伴，所以小莉又加入了白色和蓝

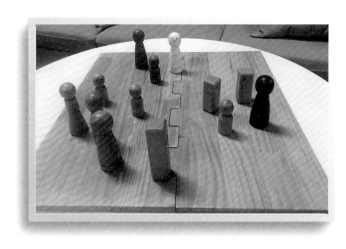

图 6-15

色人偶来代表"走出困境后的自己"。如果从走出困境后的眼光来看现在的自己，目前遇到的困难就好像不那么大了。

图6-16：咨询老师进一步问小莉看看目前的自己还可以怎样做，还有哪些资源可以帮助自己解决问题。

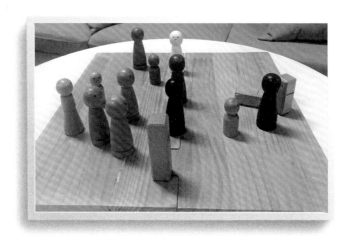

图6-16

小莉通过前面的未来视角发现，如果将来的自己能够拥有那么多能力，那么现在的自己就应该开始锻炼能力，而不是一味地躲闪与害怕。所以，小莉觉得自己目前的资源还应该是具有勇气和自信，于是她将"勇气人偶"和"自信人偶"放到了最前面。她认为当自己拥有这么多资源时，她完全有能力直视那些困难的事、找自己麻烦的人。所以，她行动起来了，且将一个她害怕的人偶翻倒了。

（三）原理说明

这个活动主要运用于个案咨询中，帮助来访学生梳理自己的支持系统，寻找现有的和潜在的资源去解决问题。初中阶段学生对于身边的资源已经有一定认识与了解，同时具有一定的分析问题能力。但遇到问题时，往往又容易陷入片面和主观判断误区，过于冲动、断章取义，形成过度灾难化、以偏概全等非理性负性信念，造成认识上的偏差、行为上的失控。

本个案咨询的操作流程设计，就是针对此问题，运用了问题外化、积极赋能等方法,让学生在心理老师的启发下,不停地寻找自己面对问题的资源,帮助自己解决心理和人际上的困惑。在这个过程中,教师可以逐步启发来访学生,尤其是当来访学生寻找不到资源、心态比较消极时,教师要帮助来访学生看到希望,这点非常重要。

第三部分　团体沙盘游戏[①]

案例:我有好人缘——"人际交往"小团体辅导

本案例设计是围绕团体沙盘游戏辅导目标,根据北师大郑日昌教授主编的《人际关系综合量表》包含的表达交谈、人际互动、待人接物与异性交往四个方面设置辅导内容,外加团体破冰和最后的回顾总结,共进行六次团体沙盘活动。

一、实施过程

活动对象:六名初一学生,他们是通过《人际关系综合量表》问卷和访谈,根据量表得分选取得分数较高具有人际交往困惑并自愿参加团体沙盘游戏的学生,分别是小 A、小 B、小 C、小 D、小 E、小 F。

活动目标:通过系列团体沙盘游戏人际交往辅导方案的实施,增强初中生人际交往能力。

表 6-1 是团体沙盘六次活动中,每一个活动的主题和希望达成的目标。

表 6-1　"我有好人缘"团体沙盘活动设计

活动	主题	目　　标
1	认识你很高兴	1. 促进成员相互熟悉,活跃团体氛围,建立良好人际氛围; 2. 建立团体规范。
2	人际交谈	通过在沙盘中创设情境,由学生自主选择沙具,引发学生讨论如何开始交谈以及如何顺利交谈,达成人际交谈所需要的主动性和言之有物:共同话题;言之有序:倾听、表达;言之有礼:尊重。

① 本部分撰稿人:上海市卢湾高级中学秦青。

活动	主题	目　　标
3	人际互动	人际互动的形式是合作与竞争,通过创设合作与竞争的氛围,共同合作完成沙盘作品,从而提高组内的合作能力、组间的竞争意识,形成人际互动所需要的能力。
4	待人接物	通过创设学校、家庭和社会场所的沙盘情境,对精心筛选出的 32 条待人接物的礼节进行讨论,扩充待人接物的礼仪知识,提高待人接物的水平。
5	异性交往	引导学生认识到异性交往也是人际交往中的一种类型,对我们的成长有着重要的作用,了解性别差异,并通过沙盘情境的模拟掌握异性交往的尺度,提高异性交往的技能。
6	自信向前	分享已有的收获,整合所学的人际交往技能,建立积极人际交往的信心,处理分离情绪。

活动用具:标准沙盘(规格为 57 cm * 72 cm * 7 cm,沙盘的内侧及底面涂成蓝色)。

签署契约:每个团体成员,即六个学生都需要签订契约书,见表 6-2。

表 6-2　契约书

契约书
我自愿参加团体沙盘辅导小组,在活动期间愿作如下保证: （1）我一定准时参加每次团体沙盘活动,因为我的缺席会对整个小组活动造成影响。 （2）小组活动时,我对其他成员持信任态度,愿意分享自己的想法和感受。对他人的坦露,我持欣赏的态度。 （3）小组活动时,我不做与活动无关的事情。 （4）出沙盘室后,我会对小组成员分享的内容进行保密。 签名: 年　　月　　日

活动过程:

（一）第一次活动:认识你很高兴

1. **热身导入:沙盘代表我的心。**

通过沙具表达对自我潜在的认识和对同学友好的印象,拉近团体成员的心理距离,促进团体关系的建立。

（1）挑选一个自己喜欢的沙具，说出吸引自己的原因。

（2）挑选一个能符合对方形象的沙具送给旁边的成员。（按顺时针方向。）

2. 明确规则，团体创作。

（1）规则说明：

① 本次团体沙盘游戏制作和互动共六轮，每一轮按顺时针方向轮流自由地挑选一个沙具，自由地放到沙盘里，前提是不能破坏、移动其他同学已放好的沙具，依次进行，直至六轮结束。

② 在拿沙具与放沙具的过程中，每位成员保持安静。之后鼓励学生表达共同制作团体沙盘的感受和想法，并为此次团体沙盘命名。

（2）教师引导语：

今天我们正式开始玩团体沙盘游戏，以后每周的这个时间都会在这里活动。我们每个人都有想和别人交流的需要，也都会遇到一些难题，但有时候我们用言语不太容易表达清楚，现在让我们一起自发地在这里共同做这个作品，这不是心理测验，所以不用考虑好坏对错的问题，只要将自己的沙具放在你想放的地方就可以。摆放的顺序从我左手边开始。每人每次只能放一个沙具或完全相同的几个沙具，不能拿走、移动别人已摆放的沙具，成员之间不能进行任何形式的交流。请大家把手放在沙盘里，感受一下沙子在你手里的感觉。拨开沙子，你可以看到蓝色的底，你可以把它当作海洋，也可以把它当成蓝天或者别的东西。你可以自由地挑选你喜欢的沙具放在你喜欢的位置。我们共进行六轮，从我左手边开始到底为一轮，直至六轮结束。清楚了吗？清楚了，我们就可以开始。

（二）第二次活动：人际交谈我能行

1. 挑选自我像。

每位成员挑选喜欢的、能代表符合自己形象的沙具并给所选的沙具起个昵称。

2. 创设场景，提出问题。

假设这里的六个沙具都不认识，那么他们该如何相互认识呢？认识之后，沙具人物们该聊些什么，以便话题能继续下去，并让每个谈话者都身心舒服？

3．总结。

主动，让我们开始认识；共同话题，让我们了解更多；尊重，是交往的前提。

（三）第三次活动：人际互动有方法

1．分组选盘。

人际互动的形式是合作与竞争，将人员和沙盘各一分为二，每个小组在属于自己小组的领域里摆出主题性沙盘。

2．创设氛围，提供框架，制作故事。

活动要求：在二十分钟里，小组合作共同完成沙盘作品，能在最短的时间内创造出最有趣的沙盘的小组为胜利组。主题自定，故事框架为：在哪里有谁在做什么，突然有一天，主角发生了什么事情，又有谁来支援或获得了什么样的帮助，最后有着怎样的"愉快的结尾"（happy ending）。

我们在学习和人生中都有这样的体验：遇到困境—问题被解决。培养乐观的思维，遇到困难不可怕并且是正常的，困难最后都会被解决的，我们需要做的是寻求帮助和资源。这样设计的目的是使故事的设计思路融入现实的问题解决中。

3．分享交流。

倾听每个小组故事情节，根据故事的完整性、精彩性、小组合作程度评选出优胜组。交流、指出每个小组在合作过程中好的地方以及可以更好的地方，总结成功合作的要素。

（四）第四次活动：待人接物有礼貌

1．待人接物对人际交往的重要性。

在沙盘里同时创设两种情境：注重待人接物的细节和不注重待人接物的细节，感受哪种方式更受人欢迎，更有利于人际交往。

2．创设三种沙盘情境，学习待人接物。

分别在沙盘里模拟学校场所、家庭住所和公共场合，创设需要待人接物的情境，用挑选出的沙具进行角色扮演，感受、讨论注重待人接物的细节带给人有教养和涵养的感觉。

3. 分享交流。

每个礼节在沙盘里得以体现，并真实感受每个礼节的必要性，请成员说说哪个礼节最有共鸣、最印象深刻、最想拥有。总结：注重待人接物能提高人际交往的能力。

（五）第五次活动：异性交往也自然

1. 我们需不需要异性交往？

让学生在活动前讨论以下的话题，引导学生意识到异性交往在满足我们情感交流的需要、智力互补的需要、人际能力的提升等方面都是有帮助的。

（1）如果我们班只有男生或只有女生，那会是怎么样的一个班集体？

（2）篮球比赛时，如果没有女生在旁边观看或加油，会有什么不同的结果？

（3）你们觉得有必要进行异性交往吗？为什么？

2. 我们如何异性交往？

（1）沙盘模拟情境一。

通过沙盘选择和情境模拟，引导学生认识到交往双方一定要相互尊重、自尊自爱，言谈举止要做到庄重文雅。做到"六不"：不过分随便，也不过分冷淡；不过分拘谨，也不过分亲昵；不卖弄自己，也不过分严肃。

① 挑选两个男生沙具和一个女生沙具。

② 教师创设情境：教室里，沙具男生甲和沙具女生甲在嬉笑追打，沙具男生甲打了沙具女生甲的头，沙具女生甲大骂："讨厌。"沙具男生甲回骂："你自找的！"沙具男生乙拉拉沙具男生甲："算了，算了，别跟女生一般见识。"

③ 讨论：这三位同学的言行给你什么感觉？

（2）沙盘模拟情境二。

通过沙盘选择和情境模拟，引导学生认识到异性交往最好保持群体模式和公开模式，尽量避免或减少秘密的、单独的相处。即使单独相处，也不要在偏僻、昏暗处长谈。另外，同学间要彼此理解、相互信任，不要无端猜疑、误解，那么我们的关系会更和谐。

① 挑选一个男生沙具和两个女生沙具和若干树组成树林。

② 创设情境：班长男生 A 因班级的工作活动找学习委员女生 B 商量，为了保密和给同学一个惊喜，他们把商量工作的地点选在校园后的小树林里，不料恰巧给班级里一个女生看到了。两人回到教室后，发现同学们议论纷纷，面对这样的情景，两人不知如何是好。

③ 讨论：为什么沙盘里的这两个人会如此地尴尬？如何避免此类尴尬的发生？

设计意图：

（3）沙盘模拟情境三。

通过沙盘选择和情境模拟，引导学生认识到异性交往很有吸引力也很敏感，要学会控制自己，避免冲动，把对彼此的喜欢化为上进的动力。还要注意尊重别人的隐私权，不伤害对方的自尊心。

① 挑选一个女生沙具和一个男生沙具。

② 创设情境：一位女同学从书包里发现了一张字条，打开一看，上面写着："我喜欢你，喜欢你的微笑，喜欢你银铃般的笑声；我钦佩你的学习，钦佩你在同学中的威信。我想和你交朋友，你不会拒绝我的友谊之手吧。"女孩看完后把纸条揉了，假如是你，你会如何做呢？

③ 教师可以再在活动中提示异性交往的原则。

3. 教师小结。

异性交往主要把握以下几个原则：集体交往、自然交往、适度交往、保持独立、尊重对方和自尊自重。

（六）第六次活动：自信向前——情投意合

1. 热身导入：沙盘代表我的心。

通过沙具表达对自我潜在的认识和对同学友好的印象，拉近团体成员的心理距离，促进团体关系的建立。

（1）挑选一个自己喜欢的沙具，说出吸引自己的原因。

（2）按顺时针方向挑选一个符合对方形象的沙具送给旁边的成员。

2. 自发性摆放。

这是最后一次团体沙盘活动,这次像最开始的时候一样制作自发性沙盘,活动规则同以往,共六轮,做的过程保持安静,做完之后我们进行分享。固定座位,按顺时针方向轮流挑选沙具,进行六轮,摆放的过程中保持安静。制作完成之后,每一位学员分享交流,相互了解和理解每个人摆放过程中的想法和感觉,最后每人说句话总结今天的沙盘和为团体沙盘命名。

3. 祝福学生自信向前。

尽管我们的团体沙盘活动已经结束,但我们在这里的记忆和成长将一直伴随我们,如果在以后学习和成长的过程中有感触和困惑,都可以随时来找老师交流和询问,祝福你们每一个人。

(二)作品解读

第一次活动团体沙盘图解读:

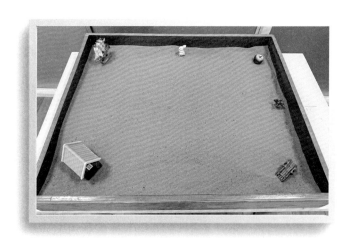

图 6-17

这是第一次活动"认识你很高兴"的团体沙盘图。

图 6-17:小 A 在左下角放了一个房子代表自己,房子是安全感和归属感的象征,可能第一次碰面还觉得陌生和不安全。小 B 挑选了桥代表自己,有连接的需要。小 A 和小 B 是离老师最近的两个位置。右边中间是小 C 放的亭子,是可以停下来小憩或者交谈的场所。小 D 在右上角放了苹果,苹果是平安和智慧的象征,代表小 D 希望在这里获取些方法和智慧。小 E 放的是吃胡萝

卜的兔子,说自己的性格像兔子一样没有攻击性和伤害性,比较友好和友善。小 F 在左上角放的是船,表明他很期待这场沙盘之旅。这是他们六名同学第一次在一个空间里相聚、相识,所以沙具各摆放在靠近自己的一角,沙具与沙具之间没有链接与互动,整个沙盘没有触及与拨动,可以看出在第一次团体沙盘活动中成员间还处在相互试探和认识的初始阶段。

第二次活动团体沙盘图解读:

这是第二次活动"人际交谈我能行"在设置情境环节的团体沙盘图,沙盘里的六个沙具代表同学第一次见面的情景,彼此都不认识,同在一个环境里,他们会怎么样开始进行对话?

图 6-18:可见,每位成员挑一个人物代表自己,小 A 拿的是领着奖杯的冠军,小 B 是低着头不太关注别人的女孩,小 C 是正在写字读书的女孩,小 D 是手插在口袋里有点个性的男孩,小 E 是头戴棒球帽的爱运动的男孩,小 F 是拿着照相机的男孩。六个成员并排站立,成员与成员之间没有对视与交谈,似乎有些尴尬和冷场,这也是这次活动需要引导的重点和难点。

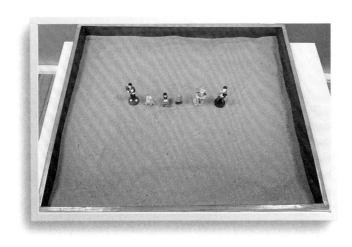

图 6-18

之后,心理老师设置情境并提问,你们怎么认识、怎么来打破这样的局面。小 A 说"自我介绍",这让我想起他们第一次在课上的相识正是通过自我介绍的方式,说明他们在沙盘团体活动里经历的正内化着他们。心理老师继续引导："是不是需要有同学主动上前开始对话并做自我介绍,谁愿意试试。"没有一个同学主动,大家僵持了一段时间,老师继续引导："6 位成员想不想相互认识。"5 名同学举起了手,只有小 B 没有举手,接着老师又引导："如果 5 位想相互认识,那该怎么办呢。"小 E 说"把他们放在一起就相互认识了",小 C 说"互相了解对方叫什么名字,走在一起",小 F 说"交流",小 A 说"自我介绍"。看样子他们都有一些方法,心理老师问："那你们是会主动上前去认识,还是等待别人来找自己。"这时候只有小 E 和小 F 说主动,其余四人均是回答等待。慢慢地小 A 说"如果真的想做朋友,我会主动",小 C 说"等他们来找我玩,我再找他们玩",小 D 说"你来找我,我才来找你",小 B 说"反正我不会主动就对了"。看样子这个主动的部分对他们来说有点难,于是老师先让愿意主动的人做示范。小 E 很主动来到小 F 面前打招呼、做自我介绍,小 F 也积极地回馈,这样他们就相互认识了。接着小 A 说愿意试试看,然后在沙盘中演练,小 A 带着自己的沙具一次又一次去主动认识别人,来到小 E 面前说"Hello,我想和你做朋友",这一句看似很简单的话最初是由心理老师先替小 A 说出来的。小 E 想了很久,没有回应,然后说"不知道"。心理老师又对小 A 进行提问："你希望他怎么回应你",小 A 说"你好",然后小 E 说"你好"。后面的环节小 A 显得自信多了,小声但大胆地说"小 C,你好,我能成为你的朋友吗",小 C 回了句"哦"。心理老师引导小 C 思考当小 A 热情洋溢来到你身边想要认识你却得到一个"哦"字的回应时小 A 的感受,小 C 显得不好意思,改成"我们一起出去玩吧"。有了前两次的主动,小 A 显得更加主动了。其他同学也有新的学习和启动,拿着自己的沙具来到别的沙具面前对话、交流,整个人际互动场开始多了一份热闹。

第三次活动团体沙盘图解读:

这是第三次活动"人际互动有方法"的团体沙盘图。

图 6-19:小 B、小 D 和小 E 是一组,小 A、小 C 和小 F 是另外一组。左边沙盘图由小 B、小 D 和小 E 合作完成,右边沙盘图由小 A、小 C 和小 F 合作制作。如图所示,左边较右边无论是沙具的个数还是密集度都要明显空旷、简单,反映出右边小组更强的合作能力。按照故事框架,左边的沙盘图讲述着学

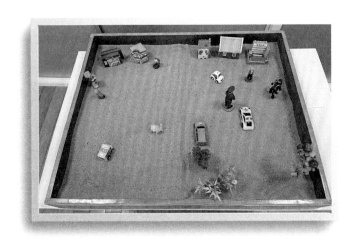

图 6-19

生想要去网吧打游戏,但是被老师发现、教育,最后改过自新的故事;右边的沙盘图描述着一个学生放学被歹徒行凶但是及时被警察发现、得救的故事。从沙盘图也可以看出,右边有警察警车、树、花朵,较左边资源更多;沙具与沙具之间更紧密,反映出小组内的互动性也更强些;沙具遍及整半个沙盘,反映出小组成员更为开放。

在制作过程中,小 B 主要提供了故事思路,小 D 按照小 B 的故事思路找到对应的沙具摆出沙盘故事,而小 E 表现出非常明显的不知所措,露出很尴尬的笑在旁边观看,老师几次示意让其融入进去一起制作也于事无补。另外一组合作得相对好些,分工较明确。介绍结束之后,交流、指出每个小组在合作过程中好的地方以及可以更好的地方,总结成功合作的要素,将学到的经验用于下一次的团体沙盘活动中。

这次结束之后,我将小 E 单独留下,将观察到的现象和感受反馈给他,并倾听他的内心感受,了解到他在班级中经常也有尴尬之感,想融入进去但不知道该怎么做。于是我就刚才的情境跟他探讨可以做些什么,并提升他的内在力量,增强自信心。

第六次活动团体沙盘图解读:

这是第六次活动(也是最后一次活动)"自信向前"的团体沙盘图。

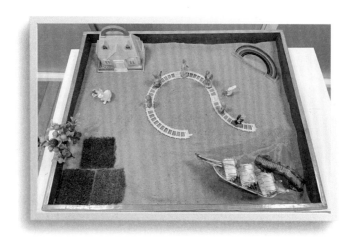

图 6 - 20

图 6-20：第一轮小 F 放的房子、草坪是靠近小 E 的位置，小 E 在小 F 的旁边放了同样性质的植物，说配合小 F，在现实生活中，他们的关系也在发生着这样的变化。在第二轮的时候，小 D 在整个沙盘的正中心放了轨道，这时候整个场面明显活了起来，几乎有同学要鼓起掌来，小 E 后来说他迫不及待要玩起来，之后，五名成员开始围着轨道在沙盘里兴高采烈地玩了起来，分别拿了小男孩和小女孩排队去走轨道，接着小 E 在轨道旁放了一只兔子，表示希望有更多的人加入进来。小 D 在靠近我的位置放了一个大大的船，之后小 C 拨动了船所在的沙子，让船可以在水里航行起来，"虽然放的内容不同，但都情投意合"，小 E 说"追随"，小 A 说"和谐"，小 F 说"相互影响"，小 C 说"故事的发展从中心的轨道开始"。虽然小 B 仍然沉浸在她的世界里，但她的眼光能注意到这里发生的事情，也愿意在这里发表她的一些想法和感受，而不是最初的沉默、只关注自己。当她的独特性在这里被允许，她就可以放心在这里表达，按照自己的节奏去发声、成长。如图 6-20 所示，整个沙盘有了明显的打开和互动，小组成员自发在中心玩耍游戏了起来，他们排队似的在轨道上进行行走与流动，让整个沙盘看起来充满了活力与生机。此外，沙盘的左上左下右上右下都充满着沙具，而且看起来都是比较有能量、充满希望感的沙具，左上角的房子看起来有点大，可以容纳六位甚至更多的成员，可以让伙伴们有个安心的地

方；左下角的草坪和果实似乎在这里代表着内心的愉悦感和收获，也在邀请更多的同伴来草坪上玩耍；右上角是彩虹，似乎在这里有个告别仪式；右下角的沙子有了拨动，船在大海里有些扬帆起航的感觉，可以将收获的能量和方法在现实学习生活中启动。

这也许是最后一次团体沙盘，所以他们每一个都有所期待，他们尽情在沙盘室里玩耍，这个场面的感觉让我特别感动和动容，到现在都记忆犹新。这一次团体沙盘活动可以用"呼应"和"跟随"来形容，能清晰看到学生的变化，小 F 不再是低着头说"不知道"，而是自信、准确地表达他想表达的意思，在班级里也经常主动回答问题，在小组活动里总是主动担任小组长；另一位小 C 在家里总是感觉被忽视，她用懂事默默承受这一切，现在她学会了用自己的方式获得关注，让别人舒服；小 E 同学是整个团体公认进步最大的，从不知道如何跟别人互动，到现在学会了跟随和融入；小 B 同学在这里有了一个表达的空间，她总是滔滔不绝，跟在班级一言不发形成强烈的对比，现在她在班级里偶尔也会像在沙盘室一样侃侃而谈。正如这位同学所说未来的发展"未完待续"。

（三）原理说明

沙盘游戏为学生提供了一个游戏、交流的载体，再加上初中生喜爱游戏的天性，因此沙盘游戏很容易把学生融入到一个团体里。在游戏中，学生可以自然地绕开防御，尽情地提出自己的游戏想法和看法，发现自己与他人在人际交往中存在的问题以及潜在的解决方式，不断完善人际互动模式，提高人际交往能力。

本次团体沙盘游戏在提升人际交往能力方面有明显的效果，如有同学称"在人际交往方面，有很大提高，使自己成为受别人称赞的人，让自己的人缘越来越好"。在表达交谈方面也很有帮助，如有同学称："通过倾听和提问，可以更了解对方心里在想什么。""人际交往，应该要主动，主动能使你交到更多朋友。不要一味认为主动很尴尬、困难，我们应该要勇敢跨出这一步。""不论什么事，都要大胆地说出来，这样其他人才会给你很好的建议，让你打开心结，这样会让性格更勇敢，不会出现因为一点小事而不敢解释之类的问题。"

总之，团体沙盘游戏能在一定程度上提升个体的人际交往能力，以下几个因素起着重要的作用:首先,是自由与保护空间的创建,学生可以自由、安全地表达,这种敢于真诚地表达内心真实感受的做法会带来更多有利于人际关系建设性发展的机会,使组员之间的关系更为密切、和谐。其次,是在团体关系建立的基础上,通过彼此间的倾听与提问,可以引发深刻的觉察,了解想法间的差异,促进理解。最后,通过视觉化的体验,团体沙盘能够协助团体成员保持专注,并且借由具象化地呈现、分享及交流,使成员能够更具体地了解沙盘中的情境,看见更好的解决方案,进而产生更多不同的学习机会。